# 话说动脉硬化

主　编：杨进刚　钱　宁
副主编（按姓氏字母排序）：
胡志新　蒋　科　孙静文
杨　斌　张清清



科学技术文献出版社
SCIENTIFIC AND TECHNICAL DOCUMENTATION PRESS
·北京·

**图书在版编目(CIP)数据**

话说动脉硬化 / 杨进刚，钱宁主编. —北京：科学技术文献出版社，2020.8

ISBN 978-7-5189-6861-9

Ⅰ. ①话… Ⅱ. ①杨… ②钱… Ⅲ. ①动脉硬化—防治—普及读物 Ⅳ. ① R543.5-49

中国版本图书馆 CIP 数据核字（2020）第 109054 号

**话说动脉硬化**

---

策划编辑：孔荣华　责任编辑：张凤娇　责任校对：王瑞瑞　责任出版：张志平

---

出 版 者　科学技术文献出版社
地　　址　北京市复兴路15号　邮编 100038
编 务 部　（010）58882938，58882087（传真）
发 行 部　（010）58882868，58882870（传真）
邮 购 部　（010）58882873
官方网址　www.stdp.com.cn
发 行 者　科学技术文献出版社发行　全国各地新华书店经销
印 刷 者　北京时尚印佳彩色印刷有限公司
版　　次　2020 年 8 月第 1 版　2020 年 8 月第 1 次印刷
开　　本　787 × 1092　1/32
字　　数　72千
印　　张　4.75
书　　号　ISBN 978-7-5189-6861-9
定　　价　29.80元

---

# 主编介绍

杨进刚：医学博士后，中国医学科学院阜外医院副主任医师、副教授。擅长心血管科常见疾病的诊治。目前已发表文章100余篇（SCI收录文章10余篇），主编、策划和参与撰写的书籍20余部，2006年获北京市科技新星称号。目前兼任《中国循环杂志》编辑部主任、《医师报》与《保健时报》副主编，并兼任卫生部海峡两岸医药交流学会心血管专业委员会总干事长、北京医学会心血管病学分会健康教育学组组长、中国医师协会全科医师分会“双心学组”成员等，所负责的“阜外说心脏”新媒体科普项目入选国家卫生健康委品牌活动推荐名单。

钱宁：高级健康管理师，主治医师。2003 年毕业于首都医科大学，获医学硕士学位。2004 年留学美国威斯康星大学医学院学习健康教育学。2010 年在中华医学会从事医学科普与编辑工作。2014 年为中华医学会教育技术分会青年委员。在国家级医学期刊公开发表学术论文 5 篇。所负责的“健康全视界”新媒体科普项目入选北京慢性病防治与健康教育研究会合作平台。

# 前　言

目前造成我国居民死亡的疾病居第一位的是心血管疾病，占全部死亡原因的 40% 左右，而且据我国 2018 年的统计，每年还会造成 54 万人的猝死，相当于每天就有 1500 人因心血管疾病而猝死。心血管疾病的基础病变是动脉粥样硬化（简称动脉硬化），可以说动脉硬化是健康的第一杀手。

中国医学科学院阜外医院于 20 世纪 70 年代在吴英恺院士的带领下，医院病理科医生在全国收集车祸、外伤、肺炎、阑尾炎等非心血管疾病死亡的患者尸体，并做病理解剖，发现了以下 3 个重要的情况：第一，动脉硬化起源于儿童，不是说我们到中青年发病时动脉硬化才出来，而是起源于儿童，因此，预防应该从儿童抓起；第二，到了中青年时期，动脉硬化的进展速度非常快，四五十岁的时候，百分之七八十可能已经有动脉硬化了；第三，随着年龄增加，每个人都会有动脉硬化，只要活得足够长，百分之百的人都会有动脉硬化。

动脉硬化如果是一个不可避免的现象，那为什么有些人会因它而死亡，而有一些高寿的人，血管有动脉硬化，也有狭窄，但实际上却非常健康？这就让很多人产生了疑惑，有了动脉硬化该不该治疗呢？什么样的动脉硬化不需要治疗呢？因此，为了普及动脉硬化的防治知识，我们编写了本书。

在编写过程中，我们特别重视以下几点：

第一，全媒体传播健康知识。本书不仅用传统的文字介绍健康知识，而且还有多幅图片、3 个动画、3 个专家讲座视频，通过文字、图片、动画、视频等全媒体来传播健康知识。

第二，充分体现预防为主的理念。疾病的关键在于预防，预防能够使大家花费较少的钱，获得更长远的健康效果。因此，本书在介绍动脉硬化基本治疗的同时，还重点介绍了动脉硬化的高危因素，以及如何利用饮食、运动、心理等进行预防的知识。

第三，以家庭为单位的科普。人的健康不仅取决于个人行为，还取决于家庭、社区等社会环境。本书采用了国外以家庭为单位进行科普的模式，以一个家庭的健康变化为本书的主线，介绍相关的健康知识。

第四，将新技术融入防治方法中。移动互联网、人工智能等新技术目前正在影响与推动着临床医学和预防医学的发展。在本书中也介绍了这些新技术的医学应用，充分体现“互联网 + 健康”的理念。

第五，中西医结合。中医从《黄帝内经》开始就提出“上医治未病”的预防理念，西医也越来越重视预防医学，提出了“预防为先”的理念。在预防疾病上中医和西医是不谋而合的，在本书中也充分体现了这个理念。

总之，我们虽然不能保证本书是一本最好的健康科普书籍，但是我们尽心尽力使它成为一本最具特色的健康科普书籍之一，希望大家能够从中获得有用的知识，指导自己的健康生活。

**杨进刚　钱　宁**

# 目　录

# 第一章　动脉硬化的危害

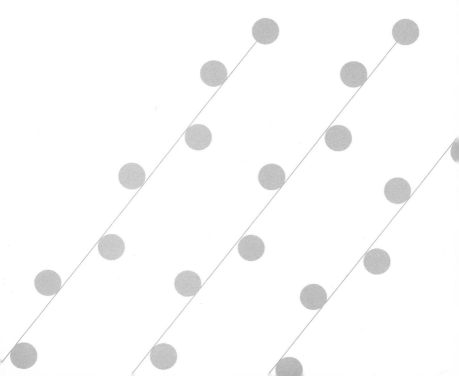

# 王大爷的故事（上）

王大爷今年即将退休。退休之前，单位组织职工体检，王大爷想起自己 2 年前体检时被查出血压高、血脂高、血糖偏高，现在想了解一下这些情况如何，就积极报名参加了。

体检当天，王大爷空腹去了健康管理中心的体检部，像 2 年前一样抽血、留尿、测身高、体重、血压等。令他感到奇怪的是，以前检查 B 超的时候就检查腹部，这次医生拿着 B 超探头，在检查完腹部之后，继续在他的脖子上检查来检查去，不仅检查左边还检查右边的脖子，王大爷心里犯嘀咕：难道医生怀疑我的脖子有问题了？

王大爷想着尽快体检结束之后可以去吃早饭，以安慰已经在不断"抗议"的肚子，也就没有多问。

一周之后，王大爷拿到了自己的体检报告。发现除了仍然有血压高、血糖高和血脂高以外，还多了双侧颈动脉硬化斑块，这可是之前没有的异常。由于进行体检的健康管理中心可以免费咨询，王大爷第二天就到健康管理中心向负责的乐医生进行了咨询。

**王大爷：**乐医生，我这次体检发现了双侧颈动脉硬化斑块，这是怎么回事？

**乐医生：**王大爷，我先说一下颈动脉（图 1-1）。颈动脉是位于脖子双侧的动脉，左右各一条，主要给脑部和脸部供应血液。由于它的位置非常接近皮肤，又不像心脏的血管那样有肋骨遮挡，很容易用 B 超等设备直接探测到，因此，颈动脉是我们医生观察人体动脉情况的最佳“窗口”。

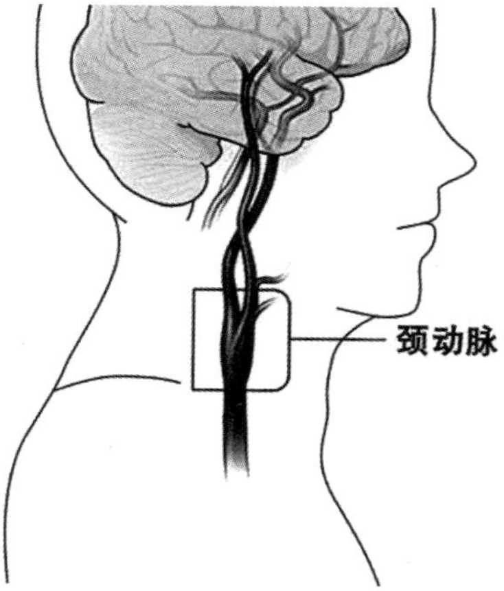


**图 1-1　颈动脉的位置**

**王大爷：**难怪这次体检的时候，超声检查的医生用探头在我的脖子两边仔细检查呢。颈动脉在哪我明白了，那么，动脉硬化斑块又是什么呢？

**乐医生：**动脉硬化斑块是动脉粥样硬化斑块的简称。动脉粥样硬化是在一定的条件下，如脂质代谢障碍、高血压等，使动脉发生病变，病变一般从动脉内膜开始（动脉内膜是动脉血管壁紧贴血液的一层膜性结构），先有脂质等的沉积，并有动脉中层的逐渐蜕变和钙化，进而导致动脉壁增厚、变硬、血管腔狭窄。由于在动脉壁积聚的脂质在外观上呈黄色粥样，因此称为动脉粥样硬化，简称动脉硬化。而动脉硬化导致动脉壁向血管腔突出的部分就是动脉硬化斑块，如图1-2所示。

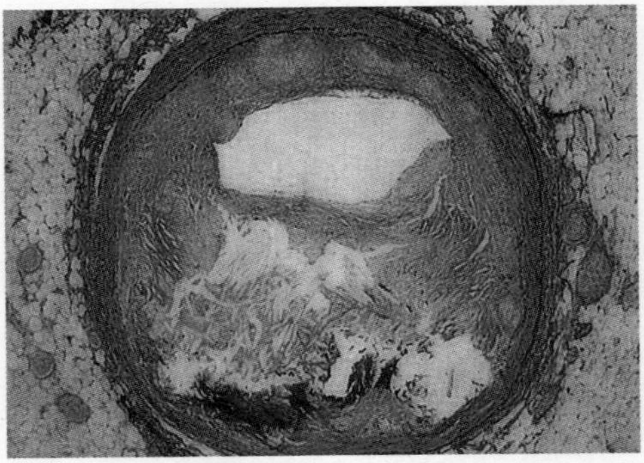

图 1-2　有粥样硬化的动脉

**王大爷：**抱歉，对刚才的解释，我没有完全明白。

**乐医生**：这么说吧，动脉斑块非常像在自来水管中出现的水垢。如果自来水管中流动的水质量不好，就容易产生水垢。水垢越多，越容易堵塞自来水管，使自来水管的管腔变窄。

**王大爷**：我明白了。那为什么我 2 年前体检时还没有，今年就有了呢？

**乐医生**：目前公认的促进动脉硬化形成的危险因素主要有：年龄大于 60 岁；有冠心病或缺血性脑卒中的家族史；患有高血压；患有糖尿病（高血糖）；血脂异常（高血脂）；高尿酸；患有高同型半胱氨酸血症；肥胖（包括腹部肥胖）；吸烟；酗酒；经常心理紧张，或患有抑郁症；睡眠异常，包括熬夜。您看一下自己这 2 年有几个危险因素？

**王大爷**：啊呀，2 年前我就有高血压、高血糖、高血脂、肥胖，还喜欢熬夜，我有 5 个危险因素了！

**乐医生**：是呀，2 年前您就有 5 个危险因素了。我们把具有 3 个危险因素以上的人称为动脉硬化的高危人士，这类人如果不加控制，往往 2 ～ 3 年就会在身体某个部位的动脉上出现动脉硬化斑块。而您有 5 个高危因素，那就更加容易发生动脉硬化了。而且 2 年前我就告诉您要控制饮食、注意运动，控制血压、血糖、血脂，要减肥，而且不能再熬夜。但是后来让您来我们中心复查，却是血压、血糖、血脂和体重都没有降下来，再后来也就是最近一年您都没有来复查血压、血糖、血脂和体重了。

**王大爷：**是的，1 年多前我老丈人因肺癌复发再次住院治疗，再加上我们部门工作比较忙，当时也没有招到人到我们部门来工作，所以我经常去外地出差，吃饭也不规律，更不要说按时运动了。半年前我去医院看我住院的老丈人的时候，顺便测过一次血压、血糖和体重，的确也还是超标。由于自己觉得身体没有什么不舒服，当时就想着忙完项目之后再调理也来得及，所以一直没有注意。

**乐医生：**由于这 2 年来您一项也没有做好，出现颈动脉硬化也是在我意料之中的事情！我甚至还见过有的患者，不注意控制自己的高危因素，只一年时间就有颈动脉硬化斑块了！

**王大爷：**乐医生，目前我不痛也不痒，是不是这动脉硬化斑块没有什么危险？

**乐医生：**不痛也不痒，并不意味着没有危险啊！这动脉硬化斑块可是人体健康的第一杀手，比如，在我国 40% 多的人是死于动脉硬化导致的各种疾病，特别是心脑血管疾病。

**王大爷：**真有这么厉害吗？您不是在吓唬我吧！

**乐医生：**由于动脉硬化是全身性疾病，在任何部位的动脉都可能发生，所以它的危害也是无处不在的。您这次体检中发现的颈动脉的动脉硬化斑块，因为颈动脉进入脑部就是脑动脉，向脑细胞提供血液，如图1-3所示，所以当颈动脉硬化斑块越来越大，可以把颈动脉完全堵塞，这样脑动脉也就没有血流了，脑细胞没有血液供应，发生缺血缺氧就会丧失功能，造成肢体瘫痪、视力下降、不能说话等。

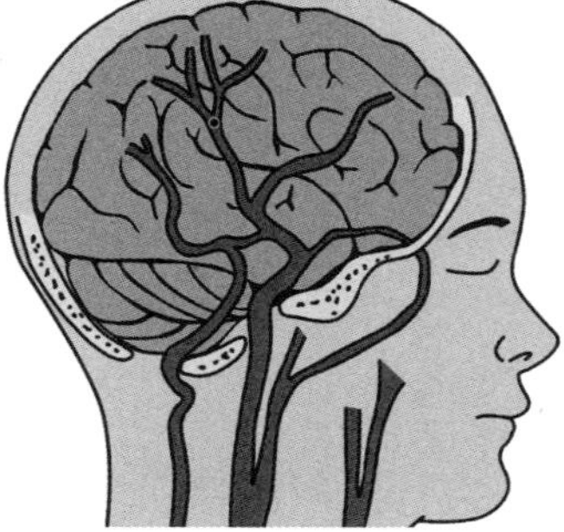

图1-3　脑动脉

**王大爷：**原来还会造成脑缺血啊！

**乐医生：**另外，颈动脉硬化斑块破裂、脱落，进入血液中，会随着血流漂到更细的脑动脉，堵塞脑动脉造成肢体瘫痪等，也就是急性脑梗死，大家又称为脑卒中。

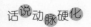

**王大爷：**颈动脉硬化的危害我知道了，那其他部位的动脉发生动脉硬化呢？

**乐医生：**动脉硬化也可以发生在心脏上的动脉，如冠状动脉，导致冠状动脉粥样硬化性心脏病（简称冠心病），严重还会造成急性心肌梗死和猝死。

**王大爷：**几年前，有个著名相声演员猝死，是不是就是由于这个病？

**乐医生：**是的，就是由于冠状动脉硬化导致的猝死。不仅有他，还有小品演员、足球评论员，他们都是由于冠心病突发急性心肌梗死而去世的。据我国大陆地区 2018 年的数据，当年心血管疾病导致猝死的人数达到 54 万，平均每天就有 1480 人由于心血管病猝死。

**王大爷：**这个病真可怕！

**乐医生：**除了脑动脉、心脏动脉外，下肢动脉也会发生动脉硬化。一旦下肢动脉出现动脉硬化斑块并且堵塞动脉，会导致下肢缺血缺氧而不能行走，严重还会导致下肢坏死，很可能需要截肢。

**王大爷：**这么严重！还有其他的吗？

**乐医生：**如果动脉硬化发生在肾动脉，可能会造成肾动脉的堵塞，进而造成肾脏的坏死，严重者还能导致尿毒症，只能依靠透析生存；如果动脉硬化发生在眼动脉，可能会造成眼动脉的堵塞，进而导致眼底的视网膜坏死，严重者会失明；其他的病变，我就不再多说了。

**王大爷**：这动脉硬化的确是健康的第一杀手啊！我现在已经得了，如何治疗呢？

**乐医生**：动脉硬化演变的一般过程为动脉硬化早期、动脉硬化斑块、动脉硬化严重病变。您现在已经不是动脉硬化早期了，需要重视并且积极治疗。治疗主要就是防止动脉硬化斑块变大、发生破裂等不好的变化，只要斑块稳定一般是不会造成严重后果的。具体的方法包括控制危险因素和针对斑块的治疗。

**王大爷**：控制危险因素如何做呢？

**乐医生**：控制危险因素就是控制好刚才所说的除了年龄和家族史外的 10 个可以改变的危险因素。具体到您个人，就是要控制好血压、血糖、血脂、肥胖和熬夜这 5 个危险因素，养成健康的生活方式。

**王大爷**：那针对斑块的治疗呢？

**乐医生**：针对斑块的治疗，由于目前您的斑块还没有造成血管腔 50% 的狭窄，所以是在控制以上危险因素的基础上可以进行药物治疗。药物治疗最主要的是服用他汀类药物和阿司匹林等抗血小板聚集的药物，具体的方法需要在医生指导下进行。

**王大爷**：乐医生，我需要服药治疗吗？

**乐医生**：由于您的血脂已经严重超标，所以肯定需要使用他汀类药物治疗。另外您没有消化道出血、皮肤黏膜出血等出血的病史，并且具有3个以上的危险因素，也可以服用阿司匹林。我给您开出药方，您可以拿着药方到药店去购买。

**王大爷**：好的。

**乐医生**：这是开给您的药方，请拿好。这是如何通过饮食、运动、心理、监测等管理好血压、血糖、血脂和减肥的健康知识手册，您先拿回去读一下。读完之后再到我这儿，我给您讲解具体的做法。在阅读期间有任何不懂的问题您可以免费咨询护士，这是她的电话。另外，有的患者服用他汀类药物之后会出现肝功能异常，因此，您服用他汀类药物1个月之后，一定要到医院或者到我这儿来复查肝功能。

**王大爷**：谢谢乐医生。

**乐医生**：不用谢，您一定要记得来复查啊！

王大爷在药店买了药品，按照乐医生的方法开始吃药治疗了。同时，他也开始按照健康知识手册上的方法改变自己的生活方式，为了控制血压少吃盐；为了控制血糖而限制食物总量和少吃糖；为了控制血脂少吃油；为了减肥每天都运动。但是，作为一位长期喜欢吃油腻、咸味的北方人来说，这样的“苦行僧”式的生活实在令王大爷痛苦，好几次想放弃，但是都被他的老伴王阿姨劝阻了。

由于体检过后，王大爷就要退休了，需要把自己手上的工作交接给新来的同事小刘，同时还要陪同小刘拜访各个重要的客户及上级领导，王大爷每天都很忙碌，一转眼1个月很快就要过去了。

这天是周五，也是王大爷在单位工作的最后一天，大家说好一起晚上聚餐，庆祝王大爷顺利退休，除了新来的小刘，同一个部门的所有同事，包括部门领导牛主任也都来参加了。

**王大爷**：大家好，非常高兴大家能够参加我的退休聚会。

**牛主任**：老王，您太客气了，咱们同事这么多年，您对大家这么好，我们来参加您的退休聚会还不是应该的嘛！

**小刘**：牛主任说得对，我刚到咱们部门要接老王的班儿，许多事情都不清楚，幸亏老王手把手耐心地教我，我真是非常感谢。我提议咱们一起敬老王一杯！

**牛主任**：好的，咱们一起敬老王一杯！

王大爷（拿起葡萄酒杯）：感谢大家，我也敬大家一杯。

小刘：老王，您这可不行，这么重要的日子，怎么能够喝葡萄酒？应该喝白酒，来我给您倒上二锅头。

王大爷：这可不行，我这次体检，颈动脉被查出来有动脉硬化斑块，医生已经不让我喝白酒了！

牛主任：老王，难得喝几次白酒，又不是一直喝，对健康没有影响的，今天难得大家都这么高兴，就喝个白酒吧！

王大爷：我喝白酒容易醉，我醉了谁送我回家呢？

小刘：没关系，咱们聚会之后我老婆会开车来接我，到时候我们把您送到您家楼下。

牛主任：老王，小刘都帮您解决后顾之忧了，就喝吧！

王大爷：好的，恭敬不如从命，今天大家都能来，我也高兴，那我就喝白酒！（拿起一杯白酒一口气喝干了）

牛主任和小刘：老王，好样的！

王大爷：大家多吃菜，多吃点我更高兴！

牛主任：谢谢！对了，老王您刚刚说这次体检被发现颈动脉有硬化斑块了，怎么回事？

王大爷：就上个月咱们单位组织去体检的时候，

在体检中心做B超检查，发现我的颈动脉内长斑块了。（一边说一边摸了摸自己的脖子）

牛主任：去看医生了吗？要紧吗？

王大爷：后来我去健康管理中心找医生咨询了，医生说这是由于我年纪大了，再加上自己肥胖，也没注意控制血压、血糖、血脂，才导致了动脉硬化，进而又产生了像粥一样的斑块。医生让我今后一定要注意，否则有可能会继续加重，引起急性心肌梗死或脑梗死等。

牛主任：这么严重，如何治疗呢？

王大爷：医生说一方面要控制好自己的血压、血糖、血脂和体重；另一方面要吃他汀类药物来治疗。

牛主任：我看您挺好的，能吃能喝能活动，工作还非常认真，以前就听说您血压和血糖都高，以为只要吃降压药和降糖药就没事儿了，动脉硬化斑块有这么严重？还需要专门吃药治疗？

王大爷：我也觉得奇怪，自己没有任何的不舒服，就被查出颈动脉硬化斑块了。以前查出高血压的时候，至少有的时候还有点头晕的感觉，吃了降压药物之后就没有了。这次的颈动脉硬化斑块，可真是一点不舒服的感觉都没有。

小刘：老王，我觉得这就是医生吓唬您的，想把没病说成有病，小病说成大病，好从您身上挣钱。网上说某医院的医生把没有淋病的人故意诊断为有淋病，让人多花了1万多元的检查和治疗费用。如果有病，患者怎么会一点儿不舒服的感觉都没有呢？

**牛主任**：小刘，你这个说得不完全对，有的疾病早期的确会没有任何不舒服，还是预防一下比较保险。不过，老王，我觉得您没有任何不舒服表示您这个毛病肯定不严重，估计不需要吃药只需要多锻炼多保养一下就可以了。“是药三分毒”，医生让您吃的他汀类药物，我的老丈人也吃过，结果影响肝功能，转氨酶升高3倍多，医生就赶快让我的老丈人停药了。

**小刘**：牛主任说得对，我从网络上看到，他汀类药物可能会严重影响肝功能，有的患者还会因此住院治疗，您就不要再吃他汀类药物了，注意锻炼和保养就可以了。

**王大爷**：你们说的有道理，我准备再去好好地咨询一下。

**牛主任**：退休之后，您和嫂子有什么打算啊？

**王大爷**：还真说中我的心事了。我和老伴年轻的时候既要忙工作，又要忙孩子，根本没有时间过两人生活。等孩子工作了，我老伴退休了，刚刚有点空闲的时间。不想我老伴的父亲，也就是我老丈人查出肺癌来了，又是手术又是化疗，从确诊肺癌开始整整忙了 5 年时间，结果还是走了。

**牛主任**：对啊，您和我年轻的时候，咱们部门刚成立，为了发展客户总是出差、加班。后来，您老丈人病了，您老伴忙着去伺候，家里一直是您做饭烧菜，真不容易啊。最近几年眼看着你的头发越来越少，脑袋越来越秃了。

**王大爷**：还是牛主任理解我，最近几年自觉衰老得快，不仅脑袋越来越秃，头发也越来越白了。我计划退休之后，和我老伴一起出去旅游，好好看一看咱们祖国的大好河山。

**牛主任**：咦，没有看到你有明显的白发啊！

**王大爷**：我这黑发是染的，如果不染发就是满头白发了。我老伴由于她的父亲因肺癌去世，又伤心又劳累，现在也是白发啦！

**牛主任**：老王，刚才这新上的熘肥肠和回锅肉，是您最喜欢吃的，赶快多吃点。（说完，牛主任给老王的盘子里加了不少的熘肥肠和回锅肉）

**王大爷**：我有高血压、高血脂、高血糖这“三高”，医生告诉我不要吃油腻的食物，这熘肥肠和回锅肉比较油腻，我还是不吃吧！

**牛主任**：老王，您又不是天天吃，最近难得吃一次，没有关系的。而且这是大家特意为您点的，您不多吃点，可对不起大家的一片好意啊！

**小刘**：是的，昨天牛主任让我来订包间的时候，特别嘱咐我除了预订包间以外，把熘肥肠和回锅肉也给预订了，说是您最喜欢吃这儿的熘肥肠和回锅肉，可见大家对您的一片苦心，您一定要多吃点啊！

**王大爷**：自从上次查出有颈动脉硬化斑块之后，我还真是一直没有吃过溜肥肠和回锅肉呢。今天难得大家聚在一起，又对我这么好，我就恭敬不如从命，吃一些吧！（王大爷从盘子中夹着熘肥肠和回锅肉吃起来）

**王大爷**：我吃过咱们市里好多家的餐厅，就咱们公司附近这家所做的熘肥肠和回锅肉最真宗、最好吃。退休之后，不能经常来吃了，我还真有点想念呢。

小刘看到王大爷把自己盘子中的熘肥肠和回锅肉都吃光了，又给他加了一些熘肥肠和回锅肉。

**王大爷**：谢谢。（这时牛主任从自己的包中拿出一样东西）

**牛主任**：老王，这是昨天咱们部门所有人一起给您买的退休纪念品，请您打开看看。

**王大爷**：大家对我太好了。（王大爷打开包裹一看是一把雨伞）

**小刘**：牛主任猜到您退休之后可能会出去旅游，所以特别让我们一起买了这把智能雨伞。它除了挡雨功能以外，夏天还能够用来遮挡阳光；爬山时可以当拐杖使用；这儿有个充电接口，充电之后可以晚上照明；这儿附有一个小杆子，可以当作手机的自拍杆使用；更重要的是它可以和您的手机通过蓝牙连接，可以当天线使用，在山区旅游的时候可以增强手机的信号，不过下雨天不能使用这个功能以免被雷电击中。

**王大爷**：这太有用了，太好了，谢谢大家！

**牛主任**：2 年之后我也要退休了，雨伞的功能估计又该升级了。

**王大爷**：非常感谢大家，咱们一起合影留念吧。

**牛主任**：好的，咱们坐一起，合影留念。（所有人一起合影留念）

**小刘**：牛主任，老王，我媳妇给我发微信说她开车已经快到咱们餐厅了，让我和老王一起先下楼在餐厅门口等她。

**牛主任**：老王，您和小刘快下去吧，这儿的账我们已经结算过了。

**王大爷**：谢谢大家，保持微信联系，再见！

王大爷和小刘来到餐厅门口不久，小刘媳妇就开车来接他们了，并把王大爷送到他家的楼下。

王大爷回到家中，想起今天的他汀类药物还没有吃，但是想到刚才小刘告诉他他汀类药物可能会影响肝功能，以及牛主任亲戚吃他汀类药物造成肝功能异常的事情，不由得开始犹豫。这时他还想起乐医生也曾经告诉他，他汀类药物可能会影响肝功能，更加害怕起来。本来晚餐之后要吃他汀类药物的，当天晚上就没有吃，此后也就一直不吃了。

王大爷正式退休之后，觉得终于有时间陪老伴一起外出旅游了，以弥补以前忙于工作而对老伴的亏欠。他马上给自己和老伴报了一个旅游团，外出旅游 1 个月。这期间把去复查和看医生的事情全抛在脑后了。

旅游回来，王大爷觉得心情舒畅。一方面，和老伴一起看祖国的大好河山，非常甜蜜：另一方面，外出旅游的时候，吃的都是他所喜欢的油腻、咸味食物，比如，内蒙古的烤全羊、东北的熘肥肠、四川的回锅肉、湖南的毛家红烧肉等等，吃了这些美食身体没有出问题，而且精神头也比退休之前更好了，非常高兴。

王大爷心想，还是想吃啥就吃啥的日子过得有意思，退休之后就应该过一些舒心的好日子，那种“苦行僧”式的饮食，实在不能再吃了，没有美味的人生有什么意思呢？

另外，退休之后的王大爷不再熬夜了，生活节奏也放松了，熬夜、紧张这个危险因素也就不再存在了，再加上一些运动，因此，他认为自己放开吃喜欢的食物，问题不大。

从此以后，王大爷过起了“幸福”的退休生活，每天吃着自己喜欢的油腻、咸味食物，每个周末还拉上好朋友一起到饭馆中聚餐一顿。半年多过去了，王大爷觉得这样的生活很幸福，除了体重增加了10千克以外，身体没有什么不舒服，也就没有再去复查，关于吃药的事情那更是抛到九霄云外去了！

一天，王阿姨想起乐医生告诉他们要复查及检查肝功能。

**王阿姨**：老王，咱们旅游回来也已经6个月了，我记得在旅游之前乐医生让你去复查，检查肝功能，怎么没看到你去呢？

**王大爷**：乐医生是担心吃了他汀类药物会影响肝功能，所以才让我去复查肝功能的，我旅游之前就没有吃他汀类药物了，所以就不需要复查了。

**王阿姨**：那你的血糖、血压和血脂呢？不是说每个月都要去复查吗？怎么也要至少3个月复查一下吧？

**王大爷**：刚回来的时候忙，没有时间去复查。最近有点空余时间了，但是我自己没有任何不舒服，就觉得没有必要去复查，既花费时间、精力又花钱，吃力不讨好。

王阿姨：这不行，我父亲就是不按时去做体检，直到发生咯血了才去看医生，结果已经肺癌晚期了。你如果不去，我叫闺女回来，和我一起催你去复查。

王大爷：好吧，好吧，就听你的，我去复查。但是本周末我和老赵他们有个聚会，已经预订好了，我只能下周再去了。

王阿姨：那好，下周你一定要去复查。

但是，聚会那天的中午王大爷却发生了一件大事，扫描二维码（图 1-4）了解王大爷的故事。

图 1-4　王大爷故事二维码

# 医生助手小智答疑

**问：心脏是什么样的？如何工作？**

答：人类的心脏位于胸腔中部偏左下方，在横膈之上，两肺之间而偏左。成人心脏的外形像桃子，体积相当于一个拳头大小，重量约 250 克。女性的心脏通常要比男性的体积小且重量轻。

心脏主要由心肌构成，是一个典型的“肌肉男”。它分为左心和右心，而左右心脏又都分为心房和心室。因此，心脏有左心房、左心室、右心房、右心室四个腔，类似有 4 个房间。其中左心室内壁是最厚的，心肌也是最多的。左右心房之间和左右心室之间均由间隔隔开，故互不相通。心房与心室之间有瓣膜（房室瓣），这些瓣膜使血液只能由心房流入心室，而不能倒流。

心脏的主要功能是通过不断的收缩和舒张，为血液流动提供动力，把血液运行至身体各个部分。心脏每分钟跳动 60 ～ 100 次，每天我们心脏跳动 10 万次左右，通过反复收缩可以泵出约 7 吨的血液。心脏推动血液在血管中流动，向器官、组织提供充足的血流量，以供应氧和各种营养物质，并带走代谢的终产物，如二氧化碳、无机盐、尿素等，使细胞维持正常的代谢和功能。

了解更多心脏功能，可以扫描二维码（图 1–5）观看。

**图 1–5　医学动画二维码**

**问：血管有何作用？**

答：人体的血管主要分为动脉和静脉。动脉是从心脏到各个器官。从心脏发出的是主动脉，它是人体最粗的血管，外径平均在 2.8 ～ 3.0 cm；从主动脉再分出到各个器官的分支动脉，如冠状动脉、颈总动脉、椎动脉、肾动脉等，这些动脉从主动脉分出之后越来越细，直径有的只有 1 ～ 2 mm。

动脉的主要作用是把心脏左心室中的新鲜血液（含有丰富的氧分和营养）输送到各个器官，使器官能够获得足够的氧分和营养，进而能够正常工作。在此特别介绍一下冠状动脉。冠状动脉是从主动脉发出的专门供应心脏本身血液的分支动脉，分为左冠状动脉和右冠状动脉。如果冠状动脉硬化导致心脏出现缺血，就叫冠状动脉硬化性心脏病。

而静脉是把血液从各个器官运回心脏的血管。它先从各个器官输送血液回流到上腔静脉或者下腔静脉，再由上腔静脉和下腔静脉回流到心脏的右心房，从管径上看，上腔静脉和下腔静脉是最粗的。静脉的作用主要是将各个器官产生的代谢废物，如二氧化碳、无机盐、尿酸等运送回心脏。

**问：动脉都是一样的吗？**

答：不一样。动脉将心脏内的血液运输到全身各处。在该过程中，血液流经管径不断减小的动脉。动脉壁由 3 层同心圆状的膜组成：外膜、中膜、内膜。其中中膜含有肌层，而胆固醇也往往沉积在中膜与内膜之间。不同类型的动脉，它们之间的区别在于厚度和被膜的组成。故动脉可分为以下 3 种类型：

1. 弹性动脉，又叫输送动脉：它是最粗的一类动脉，主要功能是将血液从心脏输送出去，如主动脉及起源于主动脉的分支。这些血管的弹性能够在心脏的收缩间期维持动脉恒定的血压（舒张压）。当心脏收缩时，弹性动脉扩张（即血管舒张期），心脏收缩间期弹性动脉则恢复原位。

2. 肌性动脉，又叫分布动脉：这类动脉的主要功能是将血液分配至身体的不同部位，如股动脉。它们的管壁主要由环行平滑肌构成。平滑肌收缩可缩小管腔，使动脉的内部空间变小。肌性动脉能根据人体的需求调节身体不同部位的血流量。

3. 小动脉：它是最小的一类动脉，管腔狭窄而管壁肌层相对较厚。血管系统中的动脉压主要由小动脉管壁内平滑肌的紧张度来调节。如果紧张度高于正常，则形成高血压。

**问：什么是动脉硬化高危者？**

答：一般认为10年内发生动脉硬化的概率大于10%的人，被认为是动脉硬化高危者。也可以认为具有以下危险因素中的3项及以上者：年龄大于60岁；有冠心病或缺血性脑卒中的家族史；患有高血压；患有糖尿病；血脂异常（高血脂）；患有高尿酸；患有高同型半胱氨酸血症；肥胖，包括腹部肥胖；吸烟；酗酒；经常心理紧张，或患有抑郁症；睡眠异常，包括熬夜。

**问：动脉硬化与动脉硬化斑块是什么关系？什么是动脉硬化斑块的患者？**

答：动脉硬化早期一般只表现为血管壁的脂质和复合糖类积聚，进而纤维组织增生及钙质沉着，这时候并不能看到明显的动脉硬化斑块，但在显微镜下可见脂质条纹。随着动脉硬化加重，动脉中层会逐渐蜕变和钙化，导致动脉壁增厚变硬，突出血管壁就形成了动脉硬化斑块。所以，动脉硬化斑块是动脉硬化病变中的一个表现，而且这个表现并不是在动脉硬化的早期出现。

只要在人体任何一处的动脉明确发现有动脉硬化斑块的病变出现，我们就认为是动脉硬化斑块的患者了，说明已经不是动脉硬化的早期了，需要引起患者本人和医生的重视。

**问：动脉硬化斑块如何检查？**

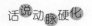

答：目前动脉硬化斑块的检查主要分为有创检查和无创检查，由于有创检查一般需要在大医院并且住院检查，使用范围较小，所以我们重点介绍比较常用的无创检查。

1. 最常用的是颈动脉超声检查。由于颈动脉位置浅表，非常容易被超声检查到，所以是最常用的检查方法（图 1–6）。颈部也成为发现动脉粥样硬化斑块的窗口。只要通过超声明确发现颈动脉有动脉硬化斑块，就可以认为受检者是有动脉硬化斑块的患者了。用超声检查四肢（上肢和下肢）的动脉，如果明确发现四肢动脉有粥样硬化斑块，也可以认为是有动脉硬化斑块的患者了。

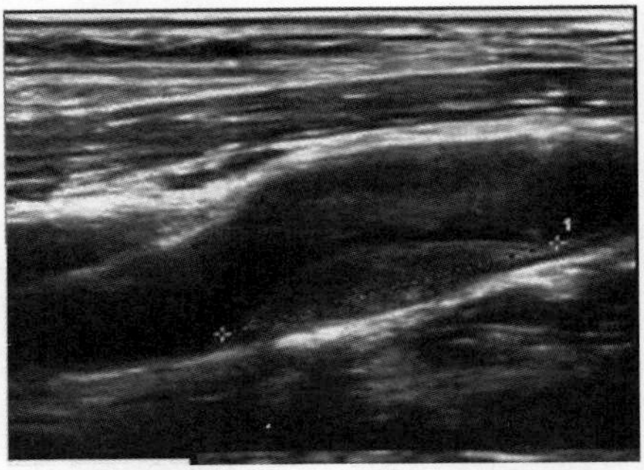

图 1–6　超声影像中的颈动脉硬化斑块

2. 也可以用增强 CT 检查，但有点麻烦。检查冠状动脉和脑动脉前需要打造影剂。如果明确发现冠状动脉有动脉硬化斑块，可以认为是有动脉硬化斑块的患者了；如果明确发现脑部或其他部位动脉有动脉硬化斑块，也可以认为是有动脉硬化斑块的患者了。

不常用的无创检查就不再详细介绍了。

**问：动脉硬化从什么年龄就开始发生？**

答：有人认为动脉硬化从中年（40 岁以后）才开始发生，其实这种观点是错误的。虽然 40 岁以后的中年人容易被查出有动脉硬化斑块，进而被诊断为有动脉硬化斑块的患者，但是动脉硬化斑块不是动脉硬化的早期病变。如果以动脉硬化的早期病变为标准，那么，在 10 多岁的青少年中就有可能出现动脉硬化的早期病变了，但是由于这时候的病变仅仅局限于血管壁的内部，所以很难被发现。在我国，中国医学科学院阜外医院曾经做过 100 多例由于先天性心脏病而去世的青少年的病理解剖，发现其中有 10% 左右的人已经有动脉硬化的早期病变了。

**问：动脉硬化如何预防?**

答：动脉硬化的预防关键在于控制危险因素，由于年龄和家族史这 2 个危险因素是不可改变的，所以重点在于控制以下的 10 个可以改变的危险因素：高血压；糖尿病；血脂异常（高血脂）；高尿酸；高同型半胱氨酸血症；肥胖，包括腹部肥胖；吸烟；酗酒；经常心理紧张，或患有抑郁症；睡眠异常，包括熬夜。

**问：动脉硬化斑块如何分类?**

答：动脉硬化斑块分类可以根据发生的部位来分，比如，颈动脉硬化斑块、肾动脉硬化斑块、下肢动脉硬化斑块等。也可以根据性质的不同，分为稳定斑块（一般为硬斑块）和不稳定斑块（一般为软斑块，又叫易损斑块），不稳定斑块比稳定斑块更加容易发生斑块破裂，进而造成心血管事件，因此，这两者在诊断、治疗上有所区别。

正常情况下，斑块表面包裹有一层纤维帽保护。不稳定斑块即易损斑块，在情绪激动、剧烈运动、酗酒、寒冷等情况下，造成血压升高、血流冲击血管壁或者血管痉挛时，纤维帽就会破裂，斑块内的脂质等物质涌出导致红细胞、血小板等的聚集就形成了血栓，假如堵塞脑血管，会引发急性脑梗死。所以，易损斑块可以说是存在于人体内的一枚“不定时炸弹”，只要有足以让炸弹引爆的条件，它就可能随时爆炸破裂，引发严重的心脑血管事件，危及患者生命。

**问：稳定斑块和不稳定斑块如何区别?**

答：常用超声来区别表浅动脉的稳定斑块和不稳定斑块。

1. 斑块表面：稳定斑块一般是光滑的，而不稳定斑块的表面一般是不光滑的。

2. 斑块形态：稳定斑块一般是规则的，而不稳定斑块一般是不规则的。

3. 斑块表面纤维帽：稳定斑块一般厚薄均匀，而不稳定斑块一般厚薄不均匀。

4. 斑块质地：稳定斑块一般较硬，不稳定斑块一般较软。

5. 斑块回声特点：稳定斑块一般是等回声或强回声，而不稳定斑块是低回声或无回声（图 1–7）。

在治疗方面，不稳定斑块的患者需要进行强化他汀类药物治疗，具体的治疗方案还需要遵循医生的意见。

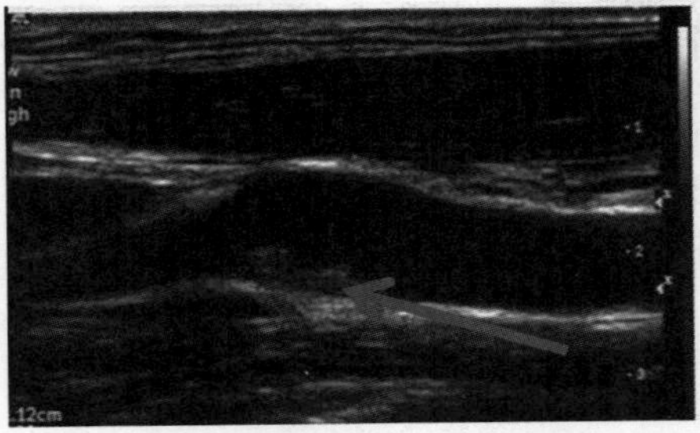


图 1-7　超声影像中的不稳定斑块

**问：已经有了动脉硬化斑块之后可以通过治疗使斑块完全消失吗?**

答：对于已经有了动脉硬化斑块的患者，通过治疗可以改善斑块的情况，但是不能使斑块完全消失。其治疗的关键在于：一方面，需要控制好以上所述的10个可变的危险因素；另一方面，需要服用他汀类药物和阿司匹林等抗血小板聚集的药物，具体的药物治疗方案还需要遵医嘱。

**问：有了颈动脉斑块还可以转脖子和按摩脖子吗?**

答：有了颈动脉斑块是可以转脖子的。但是，有的患者希望通过按摩脖子或颈动脉来消除斑块，在此我们要说明，这是不科学的。按摩颈动脉并不能消除颈动脉斑块，反而有可能刺激颈总动脉附近的颈动脉窦，造成心脏跳动的暂停，所以有了颈动脉斑块之后最好不要随意按摩脖子，特别是颈动脉附近的区域。

颈动脉斑块患者如何转动和按摩脖子，扫描二维码（图 1-8）看专家怎么说。

**图 1-8　颈部运动二维码**

**问：有下肢严重动脉硬化的患者是否能用热水烫脚?**

答：虽然在冬天用热水烫脚，可以使人全身放松并且容易入睡，但是下肢动脉硬化严重的患者是不能用热水烫脚的。因为下肢动脉硬化严重，会有下肢血管堵塞的情况，造成血流不畅。下肢远端，尤其是足部的神经缺乏有效的血液供应营养，往往会有营养缺乏导致的神经退行性病变，进而对外界的感觉，包括温度的感觉不敏感和迟钝。一旦水温过高了，患者自己却不能感受到，仍然让足部浸泡在热水中，有可能皮肤烫伤了，自己都不知道。而下肢动脉硬化严重的患者发生足部烫伤之后，由于足部缺乏营养供应，不容易修复，时间久了，还会造成足部的溃疡，继发感染，影响足部的行走功能。因此，下肢动脉硬化严重的患者是不能用热水烫脚的，正确的做法应该是在洗脚之前先调好水温再洗脚，洗脚的时间也不要太久，以免烫伤足部的皮肤（图 1-9）。

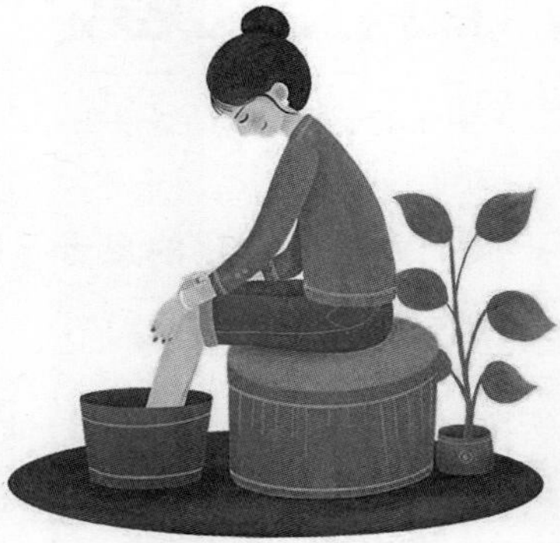

图 1-9　温水洗脚

**问：中医是如何看待动脉硬化的？**

答：动脉硬化属于现代医学的病理学概念，中医学并无此病名，但是参照动脉硬化的常见临床表现，可将其归入到血痹、胸痹、真心痛、头痛、眩晕、腹痛、中风、厥证等范畴。就其发病的原因、机制及相应临床表现来看，大致可以分为虚、实两个方面。虚，主要指气虚、阴虚、阳虚；实，主要是指痰浊、瘀血、毒邪、湿热。动脉硬化的关键病机是痰瘀互结：气虚脾失运化，痰湿内生，气虚则血瘀，热邪灼津炼液成痰，血液受热煎熬成瘀，痰瘀互结、痹阻脉络，从而导致动脉硬化。

从以上中医的认识中我们可以总结出以下两点：

第一，动脉硬化是全身病变，可以导致或涉及血痹、胸痹、真心痛、头痛、眩晕、腹痛、中风、厥证等。

第二，“痰浊、瘀血”是重要的发病机制。中医的痰包括“外痰”和“内痰”：外痰一般是指通过呼吸道咳出的痰；内痰一般是指机体的代谢废物。因此，痰浊、瘀血也可以理解为由于体内的代谢废物（如西医中所说的低密度脂蛋白、糖基化产物等）异常升高，进而影响血管，结果造成血流不畅。

以上两点和现代西医的观点是完全吻合的。

# 自我测试

1. 以下关于动脉硬化的形成原因表述正确的是（　）

A. 主要是由于细菌损害动脉所致

B. 主要是由于脂质沉积在动脉管壁所致

C. 主要是由于外伤损害动脉所致

D. 主要是由于先天畸形影响动脉所致

2. 以下哪一项不是促进动脉硬化的危险因素（　）

A. 高血压

B. 肥胖

C. 老年

D. 感冒

3. 以下哪一项不是动脉硬化的危害（　）

A. 可以造成急性脑梗死

B. 可以造成急性心肌梗死

C. 可以造成肺炎

D. 可以造成下肢动脉狭窄或闭塞

**4. 以下哪一项是检查动脉硬化斑块的有创检查方法（　）**

A. 超声检查

B.CT 造影检查

C. 核磁共振检查

D. 动脉导管检查

**5. 以下哪一项不是治疗动脉硬化的有效方法（　）**

A. 改变患者的不良生活方式

B. 他汀类药物治疗

C. 青霉素等抗生素治疗

D. 必要时手术治疗

**6. 以下哪一项是关于动脉硬化的最主要的中医机制？（　）**

A. 血痹

B. 中风

C. 厥证

D. 痰滞血瘀

（正确答案在本书末尾的二维码中）

# 第二章　动脉硬化的诊治

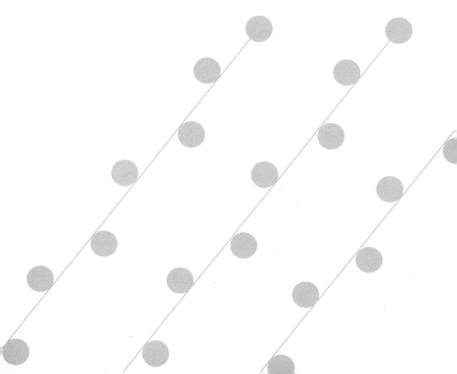

# 王大爷的故事（中）

王大爷不注意复查和生活方式方面的调理，突发急性脑梗死住院治疗了！好在经过康医生在医院的积极治疗，王大爷被抢救过来了。那到底是什么导致王大爷发生急性脑梗死呢？扫描二维码（图 2–1）观看王大爷住院期间的故事。

图 2–1　脑梗死原因二维码

在医学机器人小智的帮助下，医生顺利找到了王大爷发病的原因。原来是颈动脉斑块造成的急性脑梗死！颈动脉斑块是动脉硬化斑块中的一种，动脉硬化斑块除了在颈动脉处出现，也可以在冠状动脉、肾动脉、下肢动脉等处出现。

目前医院常用的诊断或早期发现动脉硬化斑块的方法有哪些呢？

**王阿姨**：康医生，明天我们就要出院了，非常感谢您抢救我家老王（图 2-2）。

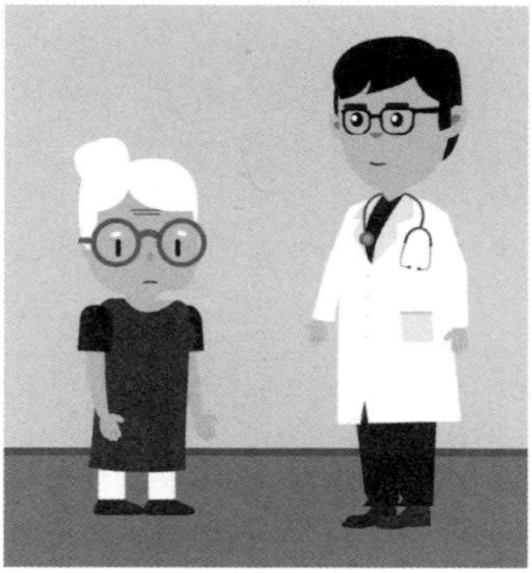

图 2-2　王阿姨咨询康医生

**康医生**：不要客气，这是我们医生应该做的。

**王阿姨**：康医生，这个动脉硬化斑块实在太可怕了，它悄悄地长在人体的血管中，既不痛也不痒，但是会突然某一天“作乱”，非常危急。目前有什么好办法可以早点知道或者发现这个疾病呢？

**康医生**：目前最有效的发现动脉硬化斑块的方法

是：使用带有光学干涉断层成像系统（OCT）的导管，深入到人体的各个重要的动脉进行探测，如图 2-3、图 2-4 所示。

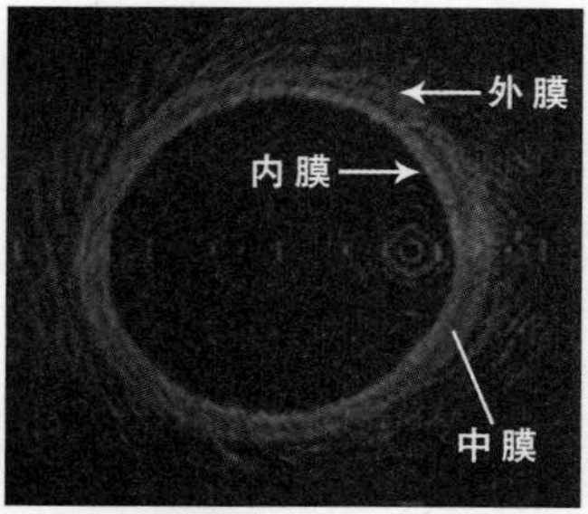


图 2-3　OCT 显示的正常动脉

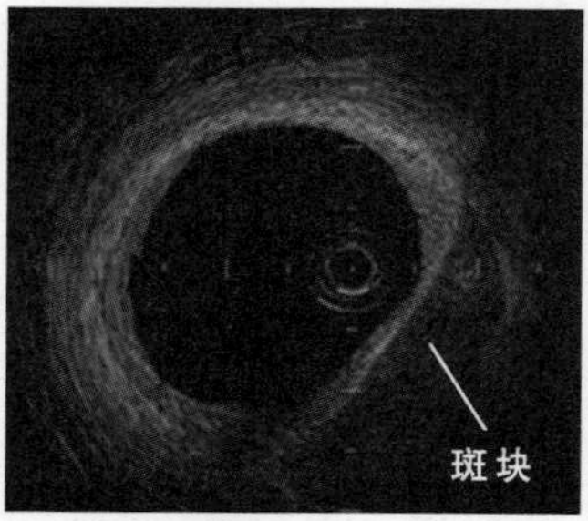


图 2-4　OCT 显示的有斑块的动脉

注：斑块造成了一侧动脉腔的狭窄。

王阿姨：我和我家老王是同年的，非常担心是不是也已经有动脉硬化斑块了。等我家老王出院了，我是否可以做一个这样的检查?

**康医生:** 王阿姨，我不建议您做这个检查，主要因为这个检查是有创的。您要在手术台上进行局部麻醉，然后医生在股动脉或桡动脉穿刺您的血管，然后在血管中插入导管，才能进行这个检查（图 2-5、图 2-6）。因此，这个检查不能在门诊完成，需要您住院进行检查，而且还有一定的手术风险。

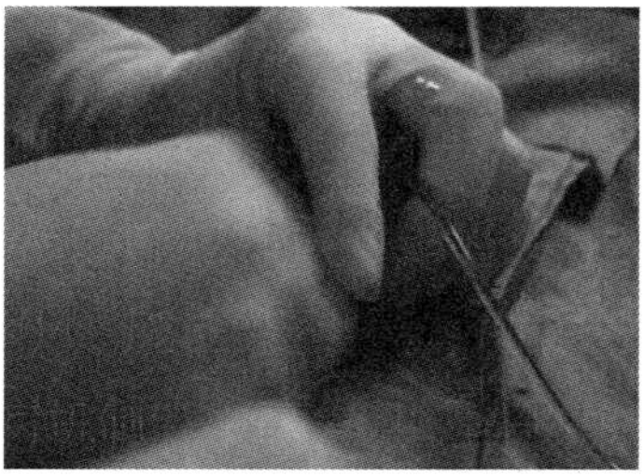

**图 2-5　导管从股动脉穿刺进入**

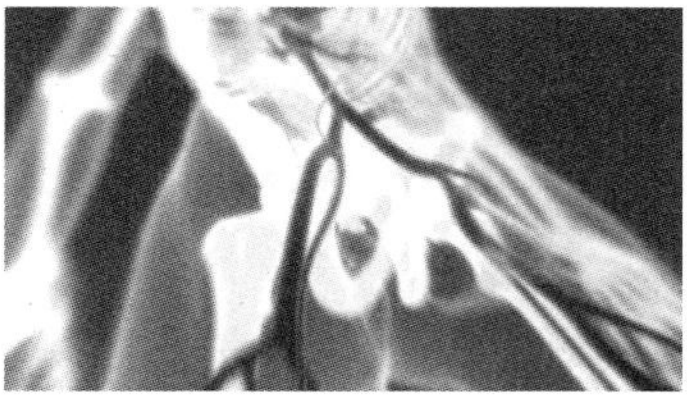

**图 2-6　导管从股动脉进入**

**其他动脉的示意**

**王阿姨：**是否有其他的方法，最好是无创的检查方法呢？

**康医生：**有的。目前非有创的检查方法，即无创的检查方法，最常用的就是多普勒超声检查。它是用超声检查浅表动脉的情况，观察动脉是否有斑块，这种检查方法主要用来检查颈动脉、下肢动脉及上肢动脉等。而且这种检查方法费用不高，目前不仅在大医院使用，在社区医院和体检中心也都使用了。

**王阿姨：**我家老王在乐医生那儿体检的时候，就是超声检查发现颈动脉斑块的。

**康医生：**用超声检查动脉是否有斑块，费用较低，使用也方便，但是只适合检查像颈动脉、下肢动脉这样的浅表动脉。而对于脑动脉和冠状动脉这样位置较深的动脉，因为有颅骨和胸骨的遮挡，超声检查很难检查准确了。

**王阿姨：**那有其他的方法进行检查吗？

**康医生：**对于这些位置较深的动脉，可以使用CT血管造影（CTA）来进行检查。CTA是对患者的静脉注射含碘造影剂后再进行CT扫描，然后经计算机对图像进行处理之后，可以三维显示相应的血管系统，如图2-7、图2-8所示。

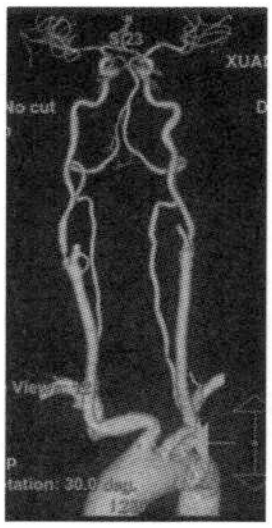

**图 2-7　颈动脉和脑动脉的 CTA 图像**

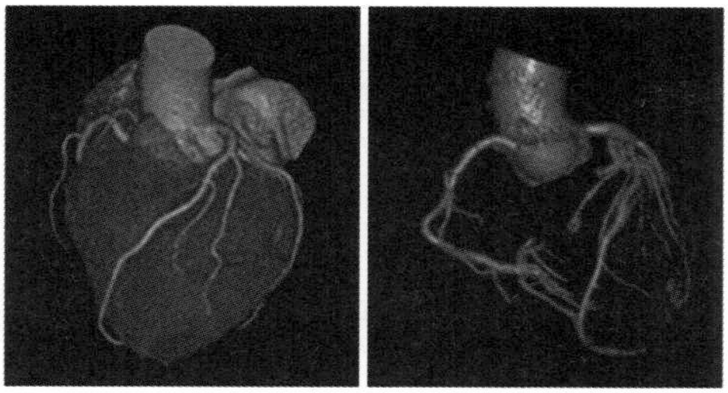

A　　　　B

**图 2-8　冠状动脉的 CTA 图像**

王阿姨：血管能看得这么清楚，等老王出院之后，我要去乐医生那儿好好检查一下我的身体。

康医生：今天我已经把王大爷住院时所有的相关资料，包括下肢血管超声检查的结果，以及出院后的注意事项都发给乐医生了。王大爷出院之后一周内一定要找乐医生继续复查和治疗，因为脑梗死是非常容易复发的。

王阿姨：我们出院后一周内一定会去找乐医生继续复查和治疗的，这次我们再也不敢大意了！

康医生：好的。另外，明天出院的时候，护士小李会把王大爷出院后继续服用的药交给你们。

王阿姨：谢谢康医生。

一周之后王大爷和王阿姨如约来到了乐医生的诊室。

**王大爷**：乐医生你好！我们又见面了。

**乐医生**：记得您在医院的时候还需要王阿姨扶着才能走路，而您现在能够自己走路了，非常棒！

**王阿姨**：我家老王每天严格按照康医生的要求做康复运动，虽然能够自己走了，但是有的时候还不稳，所以我还是扶着他来医院。

**乐医生**：王大爷，目前您有什么不舒服的地方吗？

**王大爷**：我现在除了患病的左腿比起以前力量弱一些以外，没有其他的不舒服。

**乐医生**：好的，让我先检查一下您的身体吧！（乐医生检查了王大爷的运动能力，并且测量了血压等）

**乐医生**：您恢复得很好，今天需要复查几个指标，先去做化验和检查吧！

**王大爷**：好的，我是按照您的要求空腹来的，准备做检查。

**乐医生**：做好检查之后，先去吃早餐，吃好早餐之后再来我这里，这样您的检查结果也已经发到我的电脑中了。

**王大爷**：好的。

**王阿姨**：乐医生，我担心自己可能也有颈动脉斑块，也想检查一下颈动脉超声，能否今天也在您这儿查一下？

**乐医生：**好啊，老年人像您这样注意自己的健康是好事，我给您开检查单，稍后您在王大爷检查结束之后就去查吧！

**王阿姨：**好的，谢谢您！

**乐医生：**不客气。

3 小时之后，王大爷和王阿姨回到了乐医生的诊室。

**王阿姨：**乐医生你好，我家老王的检查情况如何？

**乐医生：**结合出院时康医生发给我的资料及今天复查的结果，王大爷的动脉硬化情况的确比较严重。王大爷体检时就已经发现了左右颈部有颈动脉硬化斑块，并且由于一侧的颈动脉硬化斑块脱落，造成了急性脑梗死住院治疗了。这次住院期间，康医生给王大爷做了四肢动脉的超声检查，发现左侧下肢的腘动脉处也有一个小的动脉硬化斑块，所以体内已经至少有 2 处动脉硬化斑块了。

**王大爷：**为什么在我下肢的动脉中也发现了动脉硬化斑块呢？

**乐医生：**动脉硬化是一种全身性的疾病，只要有动脉的地方就有可能出现动脉硬化斑块。如果您不注意，其他的动脉像冠状动脉、肾动脉、眼动脉等都可能出现动脉硬化斑块。

**王大爷：**这动脉硬化斑块真的非常危险，上次住院就让我吃尽了苦头，乐医生您赶快帮我想办法，不要再让它继续发展变严重了啊！

**乐医生：**无论发生在哪里的动脉硬化斑块，基本治疗方法都是相同的：第一是药物治疗；第二是控制相关的危险因素。在药物治疗方面，康医生给您确定的每天服用他汀类药物和阿司匹林的治疗方案，已经非常好了，而且刚才您所复查的血脂也比以前明显降低了，您继续服用这些药物就可以了。

**王大爷：**请问，康医生为什么要给我服用他汀类药物？

**乐医生：**给您服用他汀类药物主要有两个原因：第一是由于您的血脂高，特别是低密度脂蛋白高，而他汀类药物有降低血脂的作用，尤其对低密度脂蛋白具有降低作用，所以需要给您服用他汀类药物；第二是您有动脉硬化斑块，如果再次脱落还会发生血管堵塞的严重情况，而他汀类药物有稳定动脉硬化斑块的作用，所以需要给您服用他汀类药物。

**王大爷：**哦，我明白了，但是我同事小刘告诉我他汀类药物有影响肝功能等不良反应。

**乐医生：**他汀类药物的主要不良反应就是影响肝功能，也有可能会出现肌肉溶解症，但是发生率都比较低，而且我们会密切观察服用该药物患者的肝功能指标。因此，这次您来复查的时候，我已经给您抽血检查了肝功能和肌酸激酶。您所复查的这 2 项指标都是正常的，说明在您身上没有这些不良反应出现，您就放心吧！

**王大爷：**谢谢您！那康医生为什么要给我服用阿司匹林呢？

**乐医生：**由于您已经有颈动脉和下肢动脉 2 个部位的动脉硬化斑块，很可能其他部位也会有，更重要的是这次您还得了脑梗死，说明您的动脉硬化斑块容易发生破裂进而形成血栓，所以需要服用预防血栓形成的药物。而阿司匹林可以通过抗血小板聚集起到预防血栓形成的作用，所以您要服用阿司匹林。

**王大爷：**那服用阿司匹林有什么不良反应呢？

**乐医生：**阿司匹林的不良反应主要是容易发生出血，如皮肤黏膜出血或消化道出血等。我刚刚检查了您的皮肤和黏膜没有发现出血，又查了您的大便潜血，也是正常的，说明目前也没有消化道出血。但是，您在家中要注意是否有皮肤黏膜的出血或大便变黑等现象，如果有，一定要马上联系我们。

**王大爷：** 我会注意的，那如何控制相关的危险因素呢？

**乐医生：** 这也是我想重点和您交流的内容——如何控制好您的危险因素。您的危险因素主要有 5 个：年龄大；高血压；糖尿病；高脂血症；超重。这 5 个危险因素中，年龄大是不可改变的，但血压、血糖、血脂和体重是可以改变的。

**王大爷：** 我的血压如何控制？

**乐医生：** 今天您的血压是 135/85 mmHg，还是偏高一些，由于您属于极高危人群，如果没有头晕头痛的症状，血压最好能够控制在 130/80 mmHg。

**王大爷：** 不是高血压患者的血压控制在 140/90 mmHg 以下就可以了吗？

**乐医生：** 那是一般人的标准。由于您有糖尿病，为了减少并发症的发生，所以您的血压要控制得更加严格，最好能够控制在 130/80 mmHg。由于您的血压超过 130/80 mmHg 不多，目前服用的降压药（钙离子拮抗剂）仍然服用，可以通过加强饮食和运动把血压缓慢降下来，具体的办法等一会儿小智会给您详细介绍的。

**王大爷：** 谢谢，我的血脂如何控制？

**乐医生**：今天您的低密度脂蛋白（LDL）是 2.0 mmol/L，虽然比以前降了很多，但是最好能够降到 1.8 mmol/L 以下，您还需要继续降低。

**王阿姨**：上次我在居委会听科普讲座，有医生说降到 2.6 mmol/L 以下就可以了，为什么我家老王需要降得更低？

**乐医生**：王阿姨，您可能听到的是对于没有严重并发症也没有糖尿病的动脉硬化斑块患者的指标，低密度脂蛋白只要降到 2.6 mmol/L 以下就可以了。但是，对于有严重并发症或有糖尿病的动脉硬化斑块患者，低密度脂蛋白要降到 1.8 mmol/L 以下才可以。而王大爷既有脑梗死又有糖尿病，的确需要降到 1.8 mmol/L 以下。

**王阿姨**：哦，原来如此啊！

**乐医生**：王大爷，您目前低密度脂蛋白偏高一些，一方面，要继续吃他汀类药物；另一方面，要加强饮食和运动治疗，这方面小智也会告诉您的。

**王大爷**：谢谢乐医生，那我的血糖如何控制？

**乐医生**：这次您测的空腹血糖为 6.1 mmol/L，糖化血红蛋白为 6.5%，都达标了，继续目前的治疗，不要放松啊！

**王大爷**：为了控制好血糖，我除了吃降血糖的药物，我老伴儿每天都不让我吃饱，而且每顿饭都没有什么油水，几乎就是苦行僧的饮食。

**乐医生：**这是王阿姨为您好，吃得清淡一些总比脑梗死复发瘫痪在床上要强吧？

**王大爷：**这倒是。另外，我的体重如何？最近我肯定瘦了，在医院抢救的时候每天就吃一些流食，几乎天天饿肚子，回家后又吃得非常清淡，裤腰带都已经松了。

**乐医生：**是的，这次您的体重比以前降了5千克呢，但是体重指数（BMI）是24.5，还是超标。您需要继续把体重减下来，最好把体重指数控制在24以内。

**王大爷：**那如何进一步降低体重呢？

**乐医生：**您还是继续通过饮食与运动来降低体重吧，具体方法小智会告诉您的。

**王大爷：**我还有一个问题，我上次住院的时候康医生给我做了24小时心电图监测，这次您又给我复查了心电图。难道怀疑我心脏有问题？

**乐医生：**我们给您查心电图，一方面是检查您是否有心肌梗死；另一方面是检查您是否有房颤。这2个您都没有，请放心吧！

**王大爷：**心肌梗死我知道，这房颤是什么呢？

**乐医生：**房颤是一种心律失常，这种心律失常发生的时候，心房原来规律的收缩变为不规律的蠕动。这时候，血流就会在左心房内淤滞，时间一长就会在左心房内形成血栓。而当左心房内血栓脱落之后，血栓会随着血流达到脑部动脉，堵塞脑动脉，造成急性脑梗死。所以，也要除外是否有房颤啊！

**王大爷：**我明白了，谢谢乐医生！

**乐医生：**不用谢！（乐医生打开视频通话）

**乐医生：**小智，王大爷已经在我这儿看过了，需要到你那儿进一步指导运动和饮食，以及进行心理测试。

**小智：**好的，我就在隔壁房间，让王大爷来吧！

**乐医生：**王大爷，稍后您去小智那儿吧。

**王大爷：**好的。

**乐医生：**王阿姨，您的颈动脉超声检查结果已经出来了。

**王阿姨：**我的情况如何？有没有颈动脉硬化斑块？

**乐医生：**您的情况非常好，没有颈动脉硬化斑块，甚至连颈动脉内膜增厚都没有。

**王阿姨：**我听说最早期的轻度动脉硬化是没有斑块的，那有没有其他检查可以发现斑块之前的更早期的轻度动脉硬化？

**乐医生：**目前发现早期的轻度动脉硬化的无创检查中，直接的检查方法还没有，只有间接的检查方法。

**王阿姨：**间接的检查方法也可以啊！

**乐医生：**间接的检查方法主要有3种：第一，就是颈动脉超声检查是否有颈动脉内膜增厚，您已经检查了而且是正常的；第二，脉搏波传导速度检查，这个检查今天您可以在这儿就做了；第三，冠状动脉CT钙化积分，这个检查需要进行CT扫描，可以等您单位下个月组织退休人员做胸部CT筛查肺癌的时候一起做了，以免短时间内重复检查。

**王阿姨：**我完全相信您，就按照您的计划去做吧！

**乐医生：**这是您的检查单，先去做检查，然后和王大爷一起去小智那儿吧。

**王阿姨：**好的，谢谢您。

王阿姨做好检查之后，王大爷和王阿姨来到小智所在的地方（图2-9）。

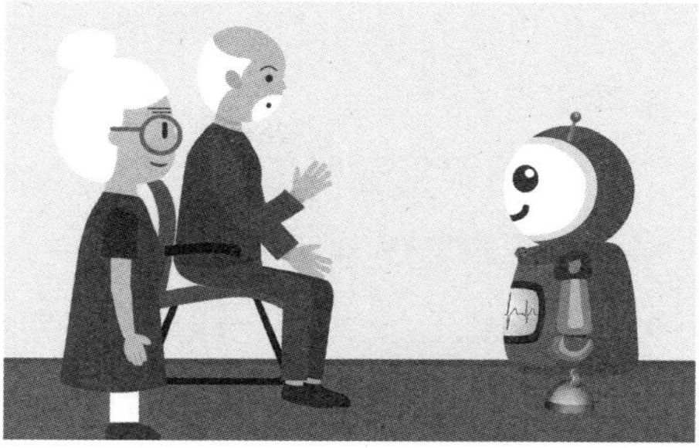

**图 2-9　小智机器人做健康指导**

小智：你们好！

王大爷：小智你好，乐医生让我来这儿进行心理测试及学习如何进行饮食、运动等治疗。

小智：好的，请您先填写生活压力自测量表和睡眠质量自测量表吧。

王大爷认真填写了这两个量表。

王大爷：小智，我的情况如何？

小智：恭喜您，自测的情况都正常。

王大爷：那我如何进行饮食、运动治疗呢？

小智：乐医生已经把要求您重点学习的内容发给我了，我来给您详细介绍吧！

王大爷：好的。

小智：先介绍饮食治疗，饮食治疗的第一步是控制好您全天的总热量。根据您的身高是 175 cm，用公式：目标体重 = 身高（cm）− 105，计算出您的目标体重是 70 千克，再根据您每千克体重需要 20 大卡的热量，您一天需要的总热量是 1400 大卡。

**王大爷**：每天的 1400 大卡，我如何去吃呢？

**小智**：这 1400 大卡中，碳水化合物即主食（如白米饭）占 50%，碳水化合物提供的热量是 700 大卡（1 克碳水化合物可以产生 4 大卡的热量），对应的碳水化合物的重量是 175 克；蛋白质占 25% 左右（一般 20% ～ 25%），蛋白质提供的热量是 350 大卡（1 克蛋白质可以产生 4 大卡的热量），对应的蛋白质的重量约是 87 克；脂肪占 25% 左右（一般 25% ～ 30%），脂肪提供的热量是 350 大卡（1 克脂肪可以产生 9 大卡的热量），对应的脂肪的重量约是 39 克。也就是您每天吃碳水化合物 175 克，蛋白质约 87 克，脂肪约 39 克，如表 2−1 所示。这样的饮食分配才能保证您合理的体重和营养摄入。

**王大爷**：看着这些数字，我也不知道碳水化合物、蛋白质、脂肪具体是指哪些食物。

**小智**：碳水化合物主要包括人们吃的主食和糖类，如大米、蜂蜜。

表 2-1　每天总热量 1400 大卡的分配方法

| 食物成分 | 所占比例 | 对应热量 | 对应重量 | 食物举例 |
|---|---|---|---|---|
| 碳水化合物 | 50% | 700 大卡 | 175 克 | 相当于生米 175 克 |
| 蛋白质 | 25% | 350 大卡 | 约 87 克 | 相当于 1760 毫升脱脂牛奶、669 克鸡蛋、251 克大豆，或者 440 毫升脱脂牛奶 +167 克鸡蛋 +126 克大豆 |
| 脂肪 | 25% | 350 大卡 | 约 39 克 | 相当于大豆油 39 克，或者 20 克大豆油 +100 克猪排 |

小智：蛋白质主要包括动物性蛋白质，如脱脂牛奶和鸡蛋的蛋清，以及植物性蛋白质，如大豆。油脂主要包括炒菜用的食用油及各种肥肉，其实，瘦肉、海产品和鸡蛋中也会有少量的油脂。

王大爷：我明白了，但是到底吃什么食物啊？比如，豆腐、白菜、鱼肉等，这些食物内含碳水化合物、蛋白质、脂肪的比例是不同的啊！

小智：没有关系，您和王阿姨用手机从我这儿下载一个微信小程序，微信小程序就有符合碳水化合物

175 克、蛋白质 87 克、脂肪 39 克的不同菜谱供您选择，帮您控制好总热量。

王大爷：饮食就这样了？

小智：以上是应该吃的，还需要注意应该少吃的。您需要少吃盐、糖、油，每天摄入的盐要少于 6 克，糖要少于 25 克，油要少于 25 克。

王阿姨：老王，你看我让你少吃盐、糖、油是对的吧？！

小智：蔬菜、水果释放的热量相对较少，可以适当多吃一些。总之，在控制总热量的前提下，蔬菜、水果与主食适量吃，再适量吃的是蛋白质，需要限量的是脂肪，注意要严格限量的是盐、糖、油（图 2-10）。

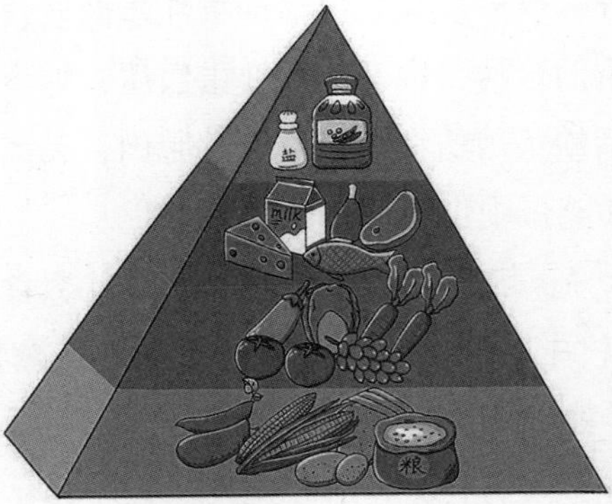


图 2–10　合理膳食的宝塔

王大爷：主食不能多吃，而您说水果可以多吃一些，那我就多吃一些自己爱吃的水果，如枣子、香蕉、桂圆等。

小智：这样也不行，有些水果的含糖量已经超过了20%，甚至30%，比如，每100克大枣中含糖分30克，相当于半个主食，也不能够多吃。除了您刚才说的枣子、香蕉、桂圆，还包括柿子、杨梅、橘子、梨、石榴、甜瓜、杧果等，具体哪些水果含糖分多，在《中国居民膳食指南》都可以查到。

王阿姨：小智，我家老王有的时候喜欢吃超市中面包坊做的面包或蛋糕，他是否可以吃呢？

小智：一般来说，在相同重量的情况下，由于蛋糕含有奶油等，蛋糕的脂肪含量肯定要比面包的脂肪含量高，由于王大爷要吃低脂饮食，所以最好就不要吃蛋糕了。面包还是可以吃一些的，但如何选择合适的面包是有技巧的。

王阿姨：有什么技巧，赶快告诉我们吧！

小智：王阿姨您别急，我先问您一个问题，您在选择面包的时候如何选择自己满意的面包呢？

王阿姨：我选择面包的时候，首先，选择我和老王喜欢吃的面包，如豆沙面包、椰蓉面包等；其次，看生产日期，一般选择当天或前一天生产的面包，生产时间再早的面包，我会担心不新鲜，也就不买了。

**小智**：还有其他的考虑吗？

**王阿姨**：我平时就主要考虑以上两点，还需要考虑其他的吗？

**小智**：除了您所说的以上两点，还需要考虑第三点，就是面包中的脂肪含量。

**王阿姨**：这个如何看啊？买的面包都是做好的，我也不可能到面包厂去看他们如何做面包。

**小智**：只要是正规厂家生产的面包，在外包装上除了有生产日期，一般还会有营养成分表。

**王阿姨**：这个我倒是没有注意过。

小智拿出两个不同的面包。

**小智**：王阿姨，您看这儿有两个不同的面包，在外包装上除了生产日期以外，还有营养成分表（图 2-11），营养成分表上会标明总热量及蛋白质、脂肪、碳水化合物、钠、钙、纤维素等的信息。

**王阿姨**：真的有，以前我还没有注意。这个面包的脂肪营养素参考值为 14%，另外一个面包的脂肪营养素参考值为 25%，两者差距这么大！

**小智**：是呀，一般要选择脂肪营养素参考值小于 15% 的面包，这样能够有利于保证低脂饮食。

营养成分表

| 项目 | 每100g | 营养素参考值% |
| --- | --- | --- |
| 能量 | 1650KJ | 20% |
| 蛋白质 | 18g | 30% |
| 脂肪 | 8.7g | 14% |
| 碳水化合物 | 54.7g | 18% |
| 膳食纤维 | 11.5g | 46% |
| 钠 | 152mg | 8% |
| 钙 | 125mg | 16% |
| 铁 | 2.52mg | 17% |
| 锌 | 1.7mg | 11% |

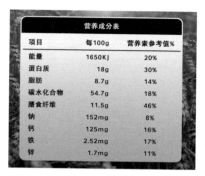

**图 2-11　某种面包的营养成分表**

王阿姨：谢谢小智，今天你真给我们长知识了，以后我买面包的时候一定注意。不过，你不吃面包只需要每天充电就可以了，你这儿怎么会有这两种脂肪营养素参考值的面包呢？

小智：这是乐医生专门放在这儿作为样品给大家看的。

王阿姨：原来如此。

小智：乐医生和我就是希望通过实际的面包包装，帮助大家识别食物的营养成分表。

王阿姨：哦，乐医生和你为大家做了一件好事。另外，我家老王爱吃咸蛋黄酱、芝麻酱等，这些对健康是否有影响？

小智：请看咸蛋黄酱的营养成分表，它的脂肪含量比达到了 66.6 克，脂肪营养素参考值 111%，说明吃 100 克咸蛋黄酱，所摄入的脂肪就超过了一天所需脂肪的 11%，您说是否健康？

王阿姨：这么高，我们以前还不觉得，以为酱要比油炸食品健康，真没想到和油炸食品一样不健康！老王今后你不能再吃了，我也不给你买了。

王大爷：好的。

小智：芝麻酱等其他的酱类也同样如此，关键还是要学会看食物的营养成分表。

王阿姨：好的，今后我们一定注意看营养成分表。请再给老王说一下运动吧，他在家老爱看电视，不爱运动。

小智：经过对您年龄和身体状况的综合分析，王大爷您已经溶栓成功 2 周并且没有后遗症，您适合每天走路锻炼，但是需要在王阿姨的陪同下。每天锻炼 2 次，上午和下午各 1 次，每次 20 ～ 30 分钟。相当于每天需要走路锻炼至少 1 万步。您今年 61 岁，如果以后恢复得好能够快走了，锻炼时候的心率最好在 109 次 / 分钟左右，计算方法是（170 －年龄）。

王大爷：那我如何知道自己锻炼的步数和心率呢？

小智：您不用愁，稍后您去护士那儿交一定的押金，就能领到一个手环，这个手环可以无线连接到刚才下载的微信小程序上。当您戴上这个手环之后，在手机的微信小程序上就能显示您的运动步数及运动时的心率了。

王大爷：那太好了！

小智：对了，这个手环还有监测睡眠的功能，可以监测您每天的睡眠情况。您每天需要保证 6 ～ 8 小时的睡眠，不要熬夜并且最好每天晚上 11 点之前能够上床睡觉，这样才有利于您的健康。

王大爷：现在的科技真发达啊！

王阿姨：小智，我家老王除了监测运动和睡眠以外，还需要监测血压、血糖、体重等，这么多的监测项目是否有既方便又省力的好办法？

小智：有的，除了利用手机和手环来监测您的饮食、运动和睡眠情况，根据乐医生的要求还需要监测您的血压、血糖和体重（包括体脂含量）。所以，您还需要到护士那儿交一定的押金，领取一个电子血压仪、一个电子血糖仪、一个电子体重仪，这 3 件设备都是和微信小程序连接的。当您测量了血压、血糖和体重，就会在您的手机上显示出来，同时还会上传给我和乐医生，以便于我们了解您的情况，进而帮助您尽快恢复健康。以下就是刚才乐医生发给我的，需要您回家后监测的项目（表 2–2），现在转发给您。

表 2-2 患者监测项目

| 监测指标 | 监测方法 | 监测时间 |
| --- | --- | --- |
| 1. 饮食 | 拍照上传 | 每天餐前 |
| 2. 运动 | 手环 | 24 小时 |
| 3. 睡眠 | 手环 | 24 小时 |
| 4. 血压 | 电子血压仪 | 每天早晚各 1 次 |
| 5. 血糖 | 电子血糖仪 | 每天 1 次 |
| 6. 体重（体脂含量） | 电子体重仪 | 每天早晨 |

王大爷：太感谢你和乐医生了！

小智：哦，对了，如果您对刚才我介绍的相关知识还有不了解的地方，可以随时用手机咨询我和乐医生。

王大爷：这太好了，但是我尽量不用麻烦你们吧。小智你又聪明又能干，比以前的医学机器人厉害多了！

小智：您可不能这么说，我们第二代医学机器人是在第一代医学机器人的基础上改进而成，没有第一代医学机器人积累的经验，哪儿会有我们啊，他们就像我们的长辈一样。而且，第一代医学机器人在 2020 年抗击新型冠状病毒肺炎（简称新冠肺炎）的过程中，在武汉知名的火神山、雷神山医院中负责送仪器、送饭、清洁及帮助医生阅读CT图像等，立下了许多的战功呢。

**王大爷：**你说得有道理，当时我和老伴儿在电视上看到火神山、雷神山医院中有医学机器人工作的时候，非常激动，它们做了不少的工作，这样可以减少医护人员的感染。希望你们这些第二代医学机器人尽快进入市场，为老百姓的健康造福。

**小智：**谢谢您，科学家在第一代医学机器人的基础上又开发了营养专家智能决策系统、运动专家智能决策系统、心理专家智能决策系统、健康指标高级分析系统和情绪高级分析系统，这样才产生了我们新一代的医学机器人。如果没有其他的问题，您可以去护士那儿交押金，领取相应的监测仪器了。

**王大爷：**谢谢，老伴儿咱们一起去护士站吧！

# 医生助手小智答疑

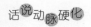

**问：做冠状动脉 CTA 的时候为什么需要打造影剂？是否有危险？**

答：如果不打造影剂，直接使用 CT 扫描心脏，只能看到心脏的整体结构，而不能看到心脏表面的冠状动脉。而血管造影剂是一种含碘的化学物质，当它被注射到血管中并且在血管中流动的时候，在 CT 上就能看到血管的影像，医生进而可以判断血管是否正常。

冠状动脉 CTA 就是通过静脉把造影剂注射到血管内，然后患者躺在 CT 扫描仪器上进行扫描，最后把心脏及心脏外面的冠状动脉影像呈现出来，交给医生审阅（做脑血管的 CTA 时，方法也类似）。

由于造影剂是通过静脉（而不是通过动脉）注射的，如图 2-12 所示。注射造影剂一般风险不大，但是需要特别注意以下两点：

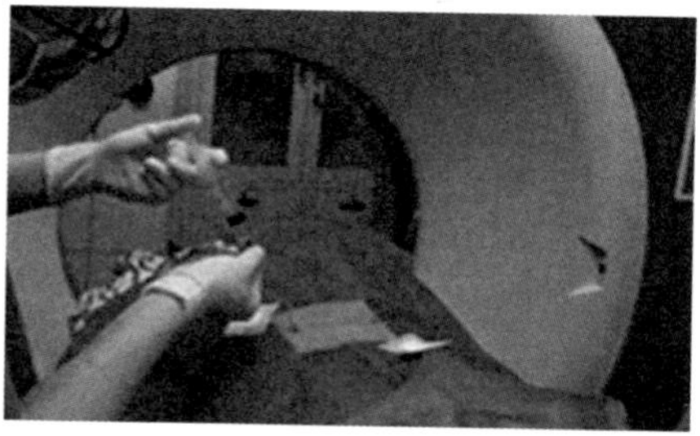

图 2-12　CT 扫描之前给患者打造影剂

1. 有的人会对造影剂过敏，甚至发生过敏性休克，因此，一般在注射造影剂之前需要做过敏试验。

2. 有极少的人在使用造影剂之后会发生肾脏功能受损，这种情况一般发生在注射造影剂 24 小时以内。故建议患有肾脏疾病的患者尽量不使用造影剂，如必须要做，造影前后多喝水，且在造影的第二天复查肾功能。

**问：高血脂是如何促进动脉硬化的？**

答：高血脂主要通过以下途径来促进动脉硬化。

1. 高血脂中的低密度脂蛋白胆固醇具有把它所含有的胆固醇沉积到动脉壁上的作用，当低密度脂蛋白胆固醇升高的时候，会有更多的胆固醇在低密度脂蛋白的“帮助”下沉积在血管壁上，进而促进动脉硬化。

2. 当胆固醇和脂质堆积逐渐增加，身体则试图将它们清理掉。白细胞等是身体的防御体系，可以对抗堆积物并吞噬脂质，但在吞噬的过程中白细胞也会沉积在血管壁上。而随着时间的推移，这些细胞和碎片又成为堆积物的组成部分。长年累月，堆积物逐渐变大继而形成了所谓的斑块。

3. 人体在低密度脂蛋白胆固醇升高的同时，往往会伴有高密度脂蛋白（HDL）胆固醇的降低，而高密度脂蛋白具有将血管壁上的胆固醇清除到血液中的功能，高密度脂蛋白的降低，意味着血管壁上的胆固醇被清除难度增加，甚至不会被清除到血液中而更加容易在血管壁上沉积下来，进而促进动脉硬化。

**问：高血压是如何促进动脉硬化的?**

答：高血压促进动脉硬化的主要机制有：

1. 血压持续升高对血管壁的机械性作用、对血管内皮的压力，以及血管周围组织对管壁的牵张力，会导致血管内皮功能障碍，脂质容易通过内皮而沉积在血管壁，进而促进动脉硬化的发生。

2. 高血压除了影响血管内皮，还会导致血管中层结构的改变，主要为血管平滑肌增生肥大，结缔组织含量增加，表现为血管壁增厚，尤其中层管壁增厚。随着血管壁增厚，在血流的冲击下，血管内膜容易发生撕裂，促进动脉硬化的发生。

除了以上两点，当血压持续升高时，血管壁会对血液中所含有的促进血管收缩因子和血管紧张素的收缩反应增强，而对血液中舒张性因子的反应减弱，导致血管容易发生狭窄，长期狭窄之后又容易发生动脉硬化。

**问：高血糖是如何促进动脉硬化的?**

答：目前已有研究证实，糖代谢异常（高血糖）是动脉硬化发生发展的主要原因之一，其发生机制有:

1. 糖代谢异常，尤其是高血糖也会对血脂代谢产生影响，可引起血清甘油三酯的升高而形成高脂血症，从而促进动脉硬化。

2. 糖代谢异常（高血糖）多伴有胰岛素分泌异常，而胰岛素分泌异常又可以和血脂代谢异常一起促进动脉硬化。

3. 高血糖导致动脉壁的酸性黏多糖代谢异常时，会出现不全酸性黏多糖合成增加，使低密度脂蛋白胆固醇容易沉积在血管壁。同时糖尿病会发生山梨醇代谢增快，胆固醇更加容易渗入缺氧的动脉血管壁，引起动脉硬化。

4. 糖尿病容易发生凝血机制异常，也是引起动脉硬化的主要原因之一。由于血小板与胶原纤维的黏着，而生长激素又促进了血小板的聚集，于是黏着性提高，脂质增多，斑块形成，最后导致动脉硬化。

5. 糖尿病性微血管病变、糖尿病性高血压，均易导致血管退行性病变，从而促使动脉硬化。

总之，糖尿病患者比非糖尿病患者更容易发生动脉硬化，甚至可以把糖尿病认为是冠心病的等危症。

**问：血脂检查结果有多项，哪一项是最关键的？血脂只需要控制到一般正常值以下就可以吗？**

答：首先，血脂一般是指总胆固醇（TC）、甘油三酯（TG）、低密度脂蛋白、高密度脂蛋白这 4 项检查项目的总和（需要抽血检查），其中与动脉硬化关系最密切的是低密度脂蛋白。

其次，血脂控制主要是指控制好低密度脂蛋白，而低密度脂蛋白的控制目标是没有一个统一的标准的，它是按照不同的风险而设定不同的控制目标。基本原则就是：发生心血管病变的风险越大的患者控制目标就要更加严格。这点非常重要，希望引起大家的注意。下面我们按照《2016版中国成人血脂异常防治指南》中的要求，介绍发生心血管病变的不同风险人群需要控制低密度脂蛋白的具体目标：

1. 对于低度或中度风险的人，低密度脂蛋白控制到3.4 mmol/L（130 mg/dL）以下。

2. 对于高度风险的人，低密度脂蛋白控制到2.6 mmol/L（100 mg/dL）以下。

3. 对于极高度风险的人，低密度脂蛋白控制到1.8 mmol/L（70 mg/dL）以下。

下面简单介绍一下不同的风险度，详细的内容还需要医生来帮助您综合分析。

1. 心血管疾病低度或中度风险：单纯的高血压患者，单纯的吸烟者，单纯的肥胖者，以及未来10年内发生心血管风险小于10%（这点需要医生进行专业计算）。

2. 心血管疾病高度风险：已经确诊为冠心病、年龄超过40岁被诊断为糖尿病。

3. 心血管疾病极高度风险：已经进行了血管内支架植入、已经发生了急性心肌梗死、已经发生了急性脑卒中。

**问：在家如何正确测量血压？每天测一次血压就可以了吗？**

答：在家测量血压以前推荐使用水银血压计，但是随着上臂式电子血压计测量的准确程度越来越高，目前国际上推荐首选使用上臂式电子血压计在家中进行血压测量，主要原因有：

第一，水银血压计需要专门进行培训之后才能测量准确血压，而电子血压计不需要专门的培训就能自行测量血压。

第二，水银血压计中含有汞，如果在家中保存或处理不当，有可能会造成水银泄漏，影响人体健康。需要特别指出的是，由于手腕式电子血压计测量的血压值偏低，因此，目前不建议大家使用手腕式电子血压计测量血压。

在测量血压的过程中，为了达到准确测量的目标，需要注意以下几点：

1. 适宜的检测状态：测量血压前 30 分钟内不饮酒，不喝咖啡，不剧烈运动，心情平和，室内环境安静。

2. 正确捆绑臂带：将臂带套在被测手臂的上臂处，松紧以保留一指宽为宜；同时确保臂带下边缘距肘关节 2 ～ 3 cm，且臂带气嘴位于胳膊内侧并指向小手臂。

3. 正确的坐姿：测量前应静坐 5 分钟，身体坐直，掌心向上，臂带中心与心脏位置处于同一高度处，且要注意勿使臂带上的空气管扭曲或打折。

4. 记录测量结果：每次至少测量两个数据，且间隔 1 ～ 2 分钟。若两次数据相差较大（＞ 10 mmHg），则应进行第三次测量；若两次数据差异不大，可取其均值作为该时间段的血压监测结果。建议将测得数据完整地记录下来，提供给医生参考，有助于后续诊疗。

由于血压在一天中是会有变化的，不是恒定不变的，所以在控制血压平稳之前往往需要一天之中多次测量血压，并且记录下来，一般需要在以下情况测量血压：

1. 早晨起床并且上完厕所之后：这个时间测血压非常重要，因为一般早晨的血压是一天中最高的。

2. 下午：因为下午的血压往往是一天中的第二个高峰。

3. 睡前：通过测量睡前血压可以明确第二天早晨的血压升高是由于前一天晚上血压偏高还是当天早晨血压高峰所致。

4. 刚刚调整降压药物之后的 1 ～ 2 小时：任何刚刚调整降压药物，如增加药物、减少药物或换用其他药物，首次服用之后的 1 ～ 2 小时需要测量血压，以了解新的药物对血压的影响。

5. 任何觉得有头晕、头痛等不适症状的时候，可以测量血压。电子血压计还能同时测量心率。

**问：血糖控制情况只需要测空腹血糖就可以了吗？**

答：不少糖尿病患者喜欢在家中起床之后和吃早饭之前，用快速血糖仪测量一下空腹血糖，并且以为这时候测的血糖正常就可以高枕无忧了。虽然空腹血糖的确是观察血糖控制情况是否良好的重要指标之一，但是它只不过反映了血糖的基础情况，并不能够反映血糖控制的所有情况，如空腹血糖就不能反映餐后血糖的控制情况是否良好。因此，对于不使用胰岛素治疗的糖尿病患者，需要检查以下指标：

1. 空腹血糖：了解糖尿病患者血糖的基础情况。

2. 餐后 2 小时血糖：了解糖尿病患者餐后 2 小时血糖控制情况，间接了解胰岛素分泌情况。

3. 糖化血红蛋白：了解糖尿病患者最近 3 个月内血糖控制的整体情况，相当于空腹血糖和餐后血糖的平均情况，但是这个检查不能在家使用快速血糖仪测量，必须要到医院抽血检查。

有的患者，特别是那些对痛觉比较敏感的患者，觉得在一天之内既要测空腹血糖，又要测餐后 2 小时血糖，需要多次扎手指，实在痛苦。为了避免一天内多次扎手指的痛苦，建议大家可以采取以下的测试方法：

1. 周一早晨测量空腹血糖，周二测量早餐后 2 小时血糖，周三测量午餐后 2 小时血糖，周四测量晚餐后 2 小时血糖，周五测量睡前血糖。这样能够保证每天只扎一次手指，减少痛苦。

2. 每半年去医院抽血查糖化血红蛋白。

**问：有些患者血脂正常，仅有动脉硬化斑块也需要服用他汀类药物吗？发现肝功能异常需要马上停用他汀类药物吗？**

答：有些血脂正常，仅有动脉硬化斑块的患者也需要服用他汀类药物主要有两个原因：

第一，并不是所有动脉硬化患者的血脂控制目标都一样。对于高危人群需要把血脂（主要是低密度脂蛋白）控制到比一般人的正常值更低的水平（如 1.8 mmol/L），这样也就需要继续服用他汀类药物了。

第二，他汀类药物不仅具有降低血脂的作用，还有稳定动脉硬化斑块的作用，而动脉硬化斑块不稳定，发生破裂或脱落，继发血管内血栓是造成心肌梗死和脑梗死等的重要原因之一。因此，对一些有不稳定斑块的患者，即使血脂正常，也是需要吃他汀类药物的。

他汀类药物的确可以影响肝功能，造成转氨酶升高，但转氨酶轻微升高，没有达到正常上限的2倍以上，还是可以继续服用他汀类药物的，因为继续服用还是比较安全的。但是需要密切观察转氨酶情况，如原来是1个月查一次转氨酶的，发现转氨酶升高后可以改为半个月或10天就复查。如果转氨酶继续升高到正常上限的2倍以上，就需要停用他汀类药物了。当然，如果一开始就发现服用他汀类药物之后转氨酶升到正常上限的2倍以上，那就需要马上停用他汀类药物了。

血脂检查的化验单上，不同项目的数字如何理解可以扫描二维码（图2-13）观看专家对化验单的解读。

图 2-13　化验单解读二维码

**问：对于有动脉硬化斑块的患者，哪些人不适合服用阿司匹林？**

答：对于已经有动脉硬化斑块的患者，不适合服用阿司匹林的情况主要有：

1. 有出血病史的人：有严重的牙龈出血、鼻出血、皮下出血（皮肤青紫或有出血点）、消化道出血、脑出血、眼底出血等病史的人，服用之后很有可能会再出血，因此，有以上出血史的人不宜服用阿司匹林。

2. 准备手术的人：由于服用阿司匹林之后会影响止血，所以准备手术的人在术前是不能服用阿司匹林的。

3. 有消化道溃疡的人：由于阿司匹林容易引起消化道出血，所以有消化道溃疡的人不宜服用阿司匹林。

4. 幽门螺旋杆菌阳性的慢性胃炎患者：因为幽门螺旋杆菌阳性的慢性胃炎患者容易发生胃溃疡，所以对这类患者需要在消化内科医生指导下，在根除幽门螺旋杆菌之后，才能服用阿司匹林。

5. 孕早期的孕妇：在怀孕 3 个月之内的孕妇是不能服用阿司匹林的，因为这有可能导致胎儿的畸形。

6. 对阿司匹林过敏的患者：有的患者对阿司匹林过敏，这类患者也是不能服用阿司匹林的。

7. 间质性肾炎、肾乳头坏死、肾功能减退的患者：这类患者服用阿司匹林会加重肾脏疾病，因此不能服用。

总之，阿司匹林虽然是一种常见和常用的药物，但也需要在医生的指导下进行服用。

**问：每天食盐摄入明显超过 6 克的重口味患者，如果不愿意改变口味怎么办？**

答：一般人每天摄入食盐不能超过 6 克，而高血压患者每天摄入的食盐不能超过 5 克。许多人特别是高血压患者口味都比较重，做不到这一点往往会造成血压控制不好，甚至吃了降压药物之后血压也不能控制到 140/90 mmHg 以下。对于这样的患者除了逐渐减少食盐量以外，还可以重点做好以下三点：

1. 确定 6 克食盐的具体含量，一般取啤酒盖一平盖的食盐为 6 克，这是每天不能超过的食盐量。特别要注意的是，由于酱油中也含有盐分，一般为 20% 左右，那如果当天计划使用 5 克酱油，由于其中含有 1 克的盐分，所以啤酒盖中的食盐就要减少 1 克（减少一瓶盖的 1/6）。同时不要吃咸菜、咸鸭蛋、腊肉等本身含有盐分的食物，因为其中的盐分不好计算，也就不容易进行每天食盐量的控制了。

2. 尽量每天早晨不要吃含盐分的食物，把 6 克食盐放在午餐和晚餐去吃。比如，早晨可以喝 1 杯豆浆、1 个豆沙包、1 根香蕉、1 个水煮鸡蛋，这样的早餐既营养又不含食盐。

3. 午餐和晚餐各 3 克食盐对口味比较重的人来说还是非常少的，往往不习惯。大家可以用其他方法来解决口味太淡的问题。比如，由于人的味蕾的感觉之间有交叉，吃到酸味或辣味的食物之后对咸味的需求就会下降一些，所以可以在午餐、晚餐中增加酸味或辣味。午餐的时候如果计划做一个含白菜和一个含鸡肉的菜，那么，白菜可以做成醋熘白菜（没有食盐），鸡肉可以用 15 克的酱油（含有 3 克食盐）和一些辣椒做成辣味的红烧鸡块，这样既有味道，摄入的食盐又不会超过 3 克。

**问：水果能够代替蔬菜吗？**

答：有的人看到水果的营养成分和蔬菜差不多，就认为水果完全能够代替蔬菜，这种做法是不对的，水果并不能够完全代替蔬菜。主要原因有：

1. 蔬菜中含有的纤维素比水果多。纤维素可以刺激肠蠕动，防止便秘，减少肠道对体内毒素的吸收。据研究，吃纤维量较多的人（如常吃蔬菜）患结直肠癌的概率明显低于吃纤维量较少的人（如常吃水果）。

2. 蔬菜中所含的糖分以多糖为主，进入人体后需经消化道内各种酶水解成单糖后才能缓缓吸收，因而不会使血糖骤增。而水果中所含的糖类多数是单糖或双糖，这些糖进入人体后只需稍加消化就会很快进入血液。因此，短时间内大量吃水果，会使人的血糖很快升高，进而容易产生餐后高血糖，甚至影响血糖代谢。也正因为如此，一般建议在两餐之间吃水果，而不是饭后马上吃水果。

### 问：吃新鲜水果是直接吃好还是打成果汁吃好?

吃新鲜水果应该直接吃比较好，而不是打成果汁再吃。具体原因如下：

1. 前面的回答中已经明确了纤维素对人体是有益的。水果中的纤维素含量虽然比蔬菜少，但还是有一定量的，如果打成果汁就会把其中所含的纤维素完全损失掉了。因此，直接吃能够有效保留水果中的纤维素。

2. 水果打成果汁之后，会将其中所含的糖分（单糖或双糖）更加集中，也就更加容易被肠道吸收入血液中，血糖会比较快地升高，进而影响糖代谢。

3. 在水果打成果汁的过程中会损失一部分的维生素 C。因此，水果还是直接吃比较好，而不是打成果汁再吃。

**问：中医是如何治疗动脉硬化的?**

答：动脉硬化的关键病机是痰瘀互结，多以湿、瘀、热、虚为发病特点，治疗方法为“调气化瘀”。在具体治疗上，依据中医理论及此病的实际病理状态、患者性别及临床表现上的差异，辨证论治。治疗可以采用祛痰化瘀、清热燥湿、解毒通络、息风活血、健脾补肾调肝、益气养阴等中药疗法。此外，还可以采用针灸疗法、穴位敷贴、耳穴等多种方式。因此，在临床上应根据病情的不同，有针对性地分别处理相关病证，同时结合患者的体质特点的差异，辨病与辨质相结合，从而因人、因时、因地制宜，为动脉硬化患者制订个体化治疗方案。中医治疗方法多种多样，具有多靶点、多环节、多途径的优势。

从以上可以看出中医治疗动脉硬化的途径之一是“祛痰化瘀”，这与现代西医提倡的“降血脂治疗”

是不谋而合的。临床研究显示，中医治疗能有效改善患者症状。实验研究证实，中医治疗在降脂、抗炎、抗免疫、保护血管内皮等方面确有疗效。最典型的例子就是，西医使用他汀类药物进行治疗，而中医使用“血脂康”进行治疗。血脂康的主要成分红曲，就是一种天然的他汀！由此可见，中医和西医是相通的，并不是矛盾的，中西医有机结合能够更好地为百姓健康服务。

# 自我测试

1. 一般的血脂检查项目中哪一项指标和动脉硬化的关系最密切？（　　）

A. 总胆固醇（TC）

B. 甘油三酯（TG）

C. 低密度脂蛋白（LDL）

D. 高密度脂蛋白（HDL）

2. 人的血压一般什么时候最高？（　　）

A. 早晨

B. 中午

C. 晚上

D. 人的血压在一天中没有变化，所以没有最高值

3. 以下哪项指标能够反映糖尿病患者的血糖控制情况？（　　）

A. 空腹血糖

B. 餐后 2 小时血糖

C. 糖化血红蛋白

D. 以上检查项目都是

**4. 以下关于血脂控制目标的说法中哪一项是错误的？（　）**

A. 对于低度或中度风险的人，低密度脂蛋白控制到 3.4 mmol/L（130 mg/dL）以下

B. 对于高度风险的人，低密度脂蛋白控制到 2.6 mmol/L（100 mg/dL）以下

C. 对于极高度风险的人，低密度脂蛋白控制到 1.8 mmol/L（70 mg/dL）以下

D. 无论患者的心血管疾病的风险如何，都可以统一控制到 3.4 mmol/L（130 mg/dL）以下

**5. 以下哪一种水果是含糖分相对比较少的？（　）**

A. 枣子

B. 香蕉

C. 桂圆

D. 西瓜

**6. 以下哪项检查不是发现早期动脉硬化的方法？（　）**

A. 超声检查颈动脉内膜是否增厚

B. 超声检查颈动脉是否有斑块

C. 脉搏波传导速度检查

D. 冠状动脉 CT 钙化积分

（正确答案在本书末尾的二维码中）

# 第三章　动脉硬化的预防

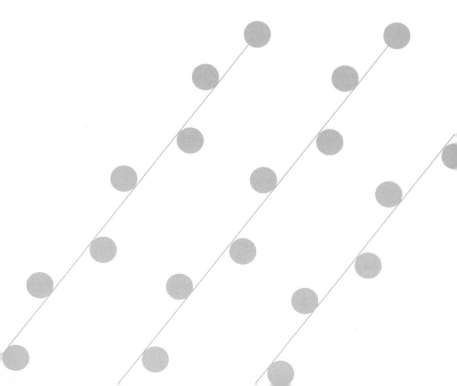

# 王大爷的故事（下）

王大爷和王阿姨回到家中，当天下午小智就把王大爷的食谱发到王大爷和王阿姨的手机上了。

王阿姨：小智把你的食谱发过来了。

王大爷：让我来看看。

· 早晨：200 ~ 250 毫升豆浆，1 个鸡蛋，75 克白馒头

· 中午：150 克米饭（含杂粮），200 克清炖青鱼（含鱼骨头，2 克盐），100 克炒青菜（用油 15 克，2 克盐）

· 晚餐：100 克杂粮粥（或小米粥），100 克炒莴笋（用油 10 克，2 克盐）

· 其他：苹果 1 个，圣女果 20 ~ 30 个

王大爷：一天中只能吃点鱼肉，我最喜欢的猪、羊、牛肉却没有了，这是苦行僧的生活！

王阿姨：我来视频通话，问问小智你是否可以吃猪、羊、牛肉。（王阿姨打开视频通话）

王阿姨：小智，感谢你把食谱发给我们，食谱中只有鱼肉，而我老伴儿最喜欢吃猪、羊、牛肉，我是否可以给他做些有这些肉的菜吃？

**小智：**由于在相同重量的情况下，猪、羊、牛肉（即红肉）所含的脂肪最多，鸡肉所含的脂肪中等，鱼肉所含的脂肪最少，因此，我建议王大爷最好还是吃鱼肉。这儿有句顺口溜：吃四条腿的不及吃两条腿的，吃两条腿的不及吃没有腿的！

**王阿姨：**我明白了，谢谢你，小智。

**小智：**不客气，您有问题可以随时问我。另外，今天别忘了让王大爷戴手环，从明天早餐开始就要对每顿餐拍照并且上传给我。

**王阿姨：**好的，再见。

**小智：**再见。

**王阿姨：**老伴儿，听见了没有，你最好还是吃鱼肉吧！另外，你现在就把手环戴上。

**王大爷：**好的，我现在就戴手环。这手环真先进，能够监测运动步数、心率和睡眠情况，还是太阳能的，不用充电。

第二天早晨起床之后，王大爷上完厕所后在伸懒腰。

**王阿姨：**老伴儿，按照乐医生和小智的要求，你赶快把体重、血压、血糖测量了吧！

**王大爷：**好的。（王大爷测了体重、血压和血糖，所测数值直接传到手机和小智的数据库中）

王大爷：老婆，我已经测好了。

王阿姨：赶快来吃早餐吧。

王大爷：吃早餐之前，我要给早餐拍个照片，然后发给小智。

王阿姨：你这个做得非常好，咱们不能不执行乐医生和小智的嘱咐。

王大爷：吃完早餐，我洗碗，然后咱们一起出去运动吧。

王阿姨：好的。

晚餐之后，视频通话的声音响起。

小智：王大爷，晚上好！

王大爷：小智，你好！

小智：现在是晚上 8 点，从昨天晚上 8 点到现在正好是 24 小时。在这一天中，根据您发给我的三餐照片，您的饮食符合要求。根据您所佩戴手环的监测数据，您的睡眠为 6.5 小时，并且 11 点就开始入睡了，完全符合要求。您的运动步数为 10 030，也符合要求，但是运动时最高心率为 119 次 / 分，您曾经患的脑梗死还在恢复期，这个心率有点快，建议您适当减缓运动，把运动时的心率控制在 109 次 / 分左右。

王大爷：是的，我为了尽快不让王阿姨监护我走路，早日能够自己完全独立行走，最近锻炼的时候比较着急。我的血压、血糖、体重情况如何？

小智：您的血压为 130/80 mmHg，控制得非常好。空腹血糖为 6.1 mmol/L，也控制得非常好。体重目前没有变化。

王大爷：这太好了，那我明天的食谱呢？

小智：我已经准备好了，这就发给您和王阿姨。

王大爷收到食谱，看了一下。

· 早晨：200 ~ 250 毫升豆浆，1 个鸡蛋，75 克窝头（无糖）

· 中午：150 克米饭（含杂粮），150 克红烧鸡肉（不含骨头，用油 10 克，少许酱油，2 克盐），100 克炒芹菜（用油 15 克，2 克盐）

· 晚餐：100 克杂粮粥（燕麦粥），150 克凉拌黄瓜（2 克盐）

其他：1 个梨（小），20 ~ 30 个圣女果

王大爷：还是这么偏素的生活啊？

小智：乐医生不是已经告诉您，预防复发的关键是管住嘴、迈开腿吗？

王大爷：小智，我觉得管住嘴、迈开腿是有好处的。可是为什么人类就需要吃粗粮和蔬菜等素食多，而吃肉食少呢？像狮子、老虎那样能够整天吃肉，那

该多好啊！

**小智：**这个问题科学家们已经进行了研究。俗话说得好“种瓜得瓜，种豆得豆”，什么样的饮食结构适合我们人类，这是由遗传基因决定的，而每个物种的遗传基因来自该物种的祖先。人类也同样如此，人类的遗传基因也来自人类的祖先。人类虽然不断进化，但是在第二次世界大战结束之前大多数人一直以植物类食物为主。

**王大爷：**我知道这个，但是这个有什么意义呢？

**小智：**您想一下，人类的祖先是如何生活的？人类的祖先没有枪也没有弓箭，不能打猎到野牛、野猪等，只能找一些香蕉、桃子、苹果等水果来吃，或者花生、土豆等谷薯类来吃。偶尔能够抓到一个鸟蛋或几条鱼当作“肉类”来吃。能够保证自己不挨饿并且不被狮子、老虎吃掉，已经是非常不容易了。而且人类的小肠也比肉食动物的要长。因此，人类祖先是以素食为主的杂食动物，而不是像狮子、老虎那样的肉食动物啊。

**王大爷：**你这么一说，还真是有一定的道理。

**小智：**人类的祖先的确是以素食为主的杂食动物，而且在冬天食物少的时候还要挨饿，生活还不如现在能够吃饱肚子的苦行僧呢。如今我们也应该像祖先那样是以素食为主，肉类为辅，这样才科学！

**王大爷**：但是这是几千年之前的事情了，现在国外不少发达国家的居民不是也吃很多肉吗？在欧美国家许多人都爱吃烤牛排，为什么就咱们不行呢？

**小智**：这主要是由于这一百年以来，虽然环境改变了，人类能够吃到更多的肉食和油类，但是咱们人类的代谢基因并没有随着改变，还是以素食为主的杂食性基因。现代科学研究已经证实，如果人群的饮食习惯与该人群本身的代谢基因不符合，非常容易引起该人群发生糖尿病、高血脂等。欧美等发达国家也同样如此，下面我给您举两个例子。

**王大爷**：好的，你说吧！

**小智**：第一，拿美国和中国进行比较。第二次世界大战结束以后，也就是 1945 年以后，美国作为战胜国，人均收入位居世界第一，许多美国人都大量吃肉类食物及油炸的食物（运动也较少），结果到了 1960 年左右美国脑卒中的人数急剧增加。这时候美国医学界意识到问题的严重性，开始号召大家少吃含脂肪高（包括肉类）及油炸的食物并且多运动。从 1980 年开始到 2010 年美国每年发生脑卒中的人数是下降的（图 3–1）。而中国改革开放之后，人们生活水平迅速提高，大家开始多吃肉和油炸食物，而少吃蔬菜、水果，运动也较少，结果1995—2015年每年患脑卒中的人数逐渐增加（图3-2）。

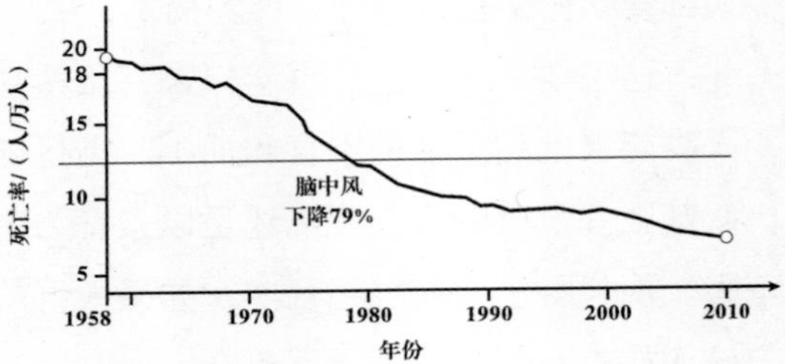


图3-1　1960—2010年美国脑卒中死亡率逐渐下降

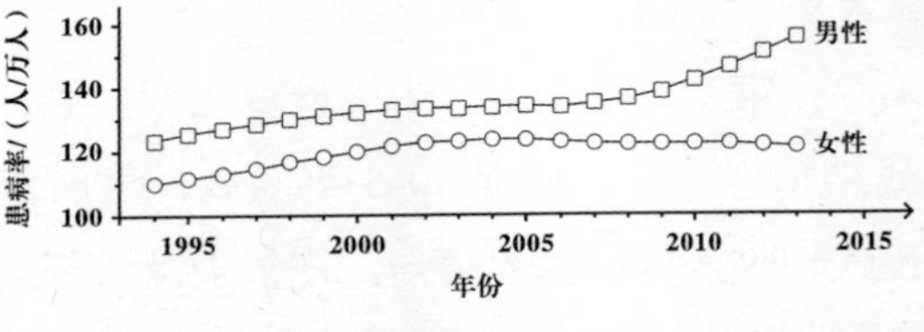


图3-2　1995—2015年中国脑卒中发病率逐渐上升

王大爷：第一个例子我明白了，那第二个例子呢？

小智：在说第二个例子之前，我问您一个问题：全世界人均寿命最长的前三名国家是哪些？

王大爷：这个，我还真不知道。

小智：根据世界卫生组织的数据，世界各国人均寿命排名第一的是日本，第二名是新加坡，第三名是瑞士，第四名是澳大利亚和西班牙。排名前四的都是发达国家。第二个例子就和这四个国家有关，因为人均寿命除了与经济水平有关外，与饮食习惯也有关。日本的饮食是以谷物为主，再加上鱼肉，而且很少吃油炸的食物及猪、牛、羊肉。这完全符合以素食为主的杂食的特点。

王大爷：这倒是的，去年我和老伴儿去日本游玩过，日本人喜欢吃寿司，寿司一般都是用米饭和海产品一起做的（图 3-3），没有猪、牛、羊肉，也没有油炸的食物。

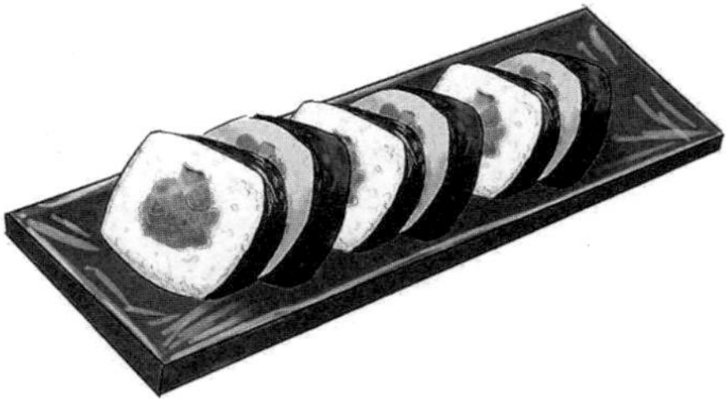

图 3-3　寿司

小智：而新加坡地处热带，水果和蔬菜都非常丰富，当地人摄入蔬菜、水果相对就比较多。另外，新加坡位于马六甲海峡，鱼虾等海产品丰富，当地人摄入的鱼虾等相对也比较多。因此，他们的饮食也符合以素食为主，并且肉类是以鱼虾为主而不是红肉。

王大爷：是的。

小智：除了日本和新加坡，西班牙和瑞士的饮食也非常健康，那里的饮食结构被称为地中海饮食，并且被世界卫生组织评为最健康的饮食之一。这种健康的饮食结构强调多吃蔬菜、水果、鱼、海鲜、豆类、坚果类及谷类食物，并且烹饪时要用植物油（含不饱和脂肪酸）来代替动物油（含饱和脂肪酸），尤其提倡用橄榄油，而且一般吃凉拌的食物比较多，很少吃油炸的食物（图 3-4）。这也完全符合以素食为主的杂食特点。

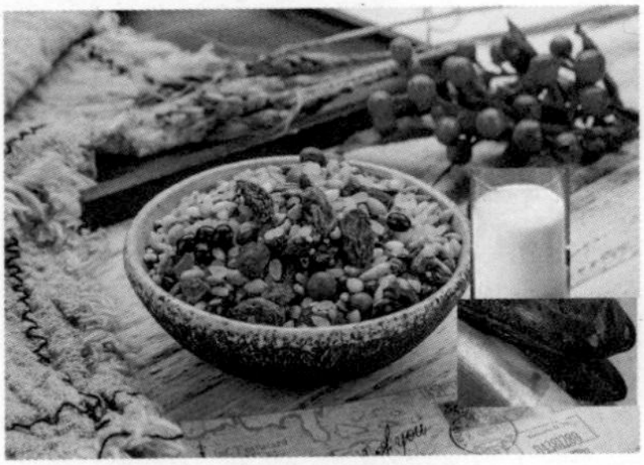

图 3-4　地中海饮食

王大爷：虽然西班牙我没有去过，但是有朋友去过，他们说西班牙的饮食在西方发达国家中的确是比较清淡的，而且以植物性食物为主。

小智：对啊，同样在西方发达国家中，各国经济水平和医疗水平相差不大，以素食为主的杂食性饮食的发达国家平均寿命，一般要比喜欢吃猪、羊、牛肉类和油炸食物的发达国家的平均寿命要长，这个例子也同样提示了以素食为主的杂食性饮食是更加健康和科学的。2010 年全世界脑卒中发病情况显示，中国和俄罗斯脑卒中发病率是最高的，这和目前我们国家及俄罗斯都喜欢吃猪、羊、牛肉类和油炸食物是密切相关的，您可要注意了啊！

王大爷：是的，你说得有道理，看来多吃猪、羊、牛肉和油炸食物的确不好，不健康，今后我就听你的多吃蔬菜、水果，肉类中多吃鱼肉、鸡肉，而少吃猪、羊、牛肉类和油炸食物！

小智：其实，咱们的中医早就提倡保健养生要“道法自然”，也就是要“顺应自然”的意思，而且也提出“饭吃七分饱”，和现代西医提倡的“管住嘴、迈开腿、心舒畅”是不谋而合的。总之，从第二次世界大战之后，人类才进入在家吃饱、出门坐车的现代生活，这也就 70 多年的时间，而人类已经存在地球上

500 万年了，在绝大多数的时间内过的都是“苦行僧”式的生活。在这么短的 70 多年时间内，人类的基因是不会发生大的变化的，因此，只能使人类的生活适合自己的基因，而不可能迅速改变人类基因来适应现代的生活。也可以这么说，符合人类基因的生活方式就是良好的生活方式，不符合的就是不良的生活方式。

**王大爷**：今天一下子聊了这么多，谢谢你！现在到了我晚餐后运动的时间了，我要去运动了，再见。

**小智**：再见，请注意运动不要太剧烈了。

1 个月之后，在乐医生的办公室。

**乐医生**：小智，王大爷的情况如何？

**小智**：王大爷的情况很好。他非常配合咱们对他的健康管理，而且王阿姨也一直督促他。每天他的饮食、运动和睡眠都符合咱们提出的要求，血压、血糖也控制得很好，而且他的体重还下降了 2.5 千克呢。

**乐医生**：很好，这也有你的功劳啊！

**小智**：乐医生，你不要只是口头表扬我，你应该让我多休息一下！

**乐医生**：好的，今天奖励你晚上不需要加班处理数据了。

**小智**：谢谢乐医生！我去和护士长一起整理患者

的监测数据啦。

**乐医生：**你去吧。

门铃响了，王大爷和王阿姨走了进来。

**王大爷：**乐医生，您好！

**乐医生：**你们好！

**王大爷：**上次您告诉我每个月要到您这儿复查一次，所以我今天来复查了。另外我老伴上次参加单位组织的退休人员体检，已经检查了冠状动脉 CT 钙化积分，听说检查结果已经发到您这儿，所以也想来看一下。

**乐医生：**对，上次就是预约今天您来复查。而且王阿姨的检查结果也发到我这儿了，我先说王阿姨的情况吧。

**王阿姨：**好的

**乐医生：**王阿姨，您上次检查的脉搏波传导速度是正常的，这次单位体检所检查的冠状动脉 CT 钙化积分也是正常的，基本上说明您没有早期的动脉硬化。

**王阿姨：**这太好了！谢谢乐医生。

**乐医生：**不用谢我，这是因为您平时一直注意科学的饮食、运动和心理平衡，血压、血糖、血脂等指标都正常，这是您自己的功劳啊。好，现在我来说一下王大爷的情况吧。

王大爷复查的情况到底如何，又发生了什么情况？扫描二维码（图 3-5）观看王大爷的复诊故事。

**图 3-5　复诊故事二维码**

自从王大爷的好朋友赵大爷突发脑梗死去世之后，王大爷对自己的身体健康特别重视。每天，不用王阿姨督促，就特别注意自己的饮食、运动和睡眠等情况，监测结果发送到小智那儿。如果有不合适的地方，小智会及时告诉王大爷，王大爷也会马上纠正。由于王大爷非常认真配合小智管理好自己的饮食、运动、睡眠等，并且按时服药，因此，小智监测到王大爷每天的血压、血糖、体重都控制达标了，特别是体重在 3 个月内下降了 5 千克。

小智：王大爷您好，最近您血压、血糖和体重都控制得非常好，血压一直控制在 130/80 mmHg，空腹血糖控制在 6.0 mmol/L，餐后 2 小时血糖控制在 7.8 mmol/L，体重指数已经降到 23.5 了！从今天开始，您除了每天测血压以外，其他的可以改为每周测一次了，即每周测一次血糖，每周测一次体重就可以了。

王大爷：小智谢谢你对我的信任，赵大爷的事情使我彻底重视健康了，虽然今后不用每天测血糖和体重了，我也会严格要求自己继续管住嘴，迈开腿，并且每周测 2 次血糖、体重的。

小智：您愿意从每周测 1 次增加到每周测 2 次，那就更好了。

王大爷：这是为我自己的健康好，健康是最宝贵的财富啊！对了，你每天推出的健康小知识问答非常好，我和老伴每天都读，有的我们还转发给自己的朋友呢。

小智：这可不是我一个人做的。这些问题都是患者在网络上询问我们的，然后有的是我回答的，有的是乐医生和康医生回答的，还有的是医院的著名专家回答的。

王大爷：哦，这些问题都是来自病友的提问，难怪这些问题往往是我自己想问的，读起来觉得非常科学。原来解答问题的还有著名的医学专家。

小智：告诉您一个好消息，从这周开始，我们将送给大家一个健康的福利。

王大爷：什么健康的福利？

小智：在每天问答的结尾，我们增加了健康知识测验，每天有一道选择题，您只要在手机上选择自己认为正确的答案并且上传。如果答对了就可以获得一个积分，等您的积分满 50 分了，就可以获得一个健康扑克的奖品。

王大爷：这太好了，我一定认真回答，从什么时候开始？

小智：从明天晚上 7 点就开始了，您只要留意自己手机上的我们的微信公众号就可以。

王大爷：好的，谢谢你！

第二天晚上。

王大爷：老伴儿，小智的微信号上推出第一次测试题了。

王阿姨：我也来瞧一瞧。

王大爷：今天的测试题是“每天食盐的摄入量不能超过多少克？”

王阿姨：有 4 个备选答案：A.8 克；B.7 克；C.6 克；D.5 克。你知道正确答案吗？

王大爷：这个太简单了，难不倒我，正确答案应该是 C，6 克。

王阿姨：我也觉得应该选择 C。

王大爷：好，我就确定点 C 是正确答案了。

王阿姨：手机上显示咱们答对了，太好了！

王大爷：今天咱们得了 1 分，每天都答对的话，50 天之后咱们就可以去领奖品了！

51 天之后，王大爷正在家中打太极拳，一边打一边还自言自语地说：乐医生和小智所说的这中西医结合，还真有道理，打太极拳和走路锻炼有机结合效果更好。

这时候王阿姨从外面走了进来。

王阿姨：老伴儿，今天我去超市买东西的时候，顺便帮你从小智那儿把奖品领回来了。

王大爷：赶快让我看看是什么奖品。

王阿姨：给你，是一副健康扑克牌。

王大爷：老伴儿，我现在健康知识已经超过你了。

王阿姨：好！好！你比我厉害。今天我专门买了你最爱吃的黄花鱼。

王大爷：不仅仅是为了我吧，是不是今天晚上闺女回家吃晚饭？

**王阿姨**：是的，所以我专门买了条大的，足够你们俩人吃的。

**王大爷**：这个丫头，平时就周末回家，今天是周三却回家吃饭，不知道又有什么奇怪的要求？

**王阿姨**：闺女难得回家吃饭，你就不要胡思乱想了。

晚饭之后王大爷一家在聊天。

**王大爷**：闺女，你大学毕业工作之后，我看你体重长了不止 5 千克，可要注意控制好自己的体重呀，俗话说得好“一胖百病生”。

**小王**：知道了，今后我注意。今天我是要和你们俩商量一件事。

**王大爷、王阿姨**：什么事情？

**小王**：最近几个月我交往了一个男朋友，这个周末想带回家给你们俩看一下，帮我把把关。

**王大爷**：这太好了，欢迎！欢迎！今年过了生日你就 30 岁了，我和你妈一直关心你的婚姻大事呢。

**王阿姨**：闺女，这是头等好事，你们俩是如何认识的？你男朋友喜欢吃什么菜？我好准备一下。

**小王**：就是我的好朋友介绍认识的，比我大 3 岁，已经交往了 5 个月。老妈，不需要特别准备什么，只要家常菜就可以了。这个周六他和我都有空，你们可以吗?

王大爷、王阿姨：我们都可以。

小王：好的，就这么定了，周六中午一起吃午饭。

周六中午王大爷一家和小王的男朋友小周一起吃了午饭，等小王男朋友小周走了之后，一家人又团聚在一起。

小王：老爸、老妈，你们对小周的印象如何?

王大爷：我先说吧，你妈如果有不同意见可以补充。首先，我觉得小周整体不错，计算机硕士毕业，今年才 30 岁出头就已经是公司的部门主任了，而且还在 2 年前贷款买了房子。他既不是富二代也不是官二代，能够奋斗到这样应该是他个人的努力，这点很好。

王阿姨：是的，我同意你老爸的意见，看得出小周是一个积极要求上进的年轻人，这说明你也有眼光。

王大爷：其次，小周有一个缺点必须改正，否则我不同意你和他继续交往。

小王：什么缺点?

王大爷：小周是抽烟吧?

小王：平时偶尔抽一些，抽得不凶。

王大爷：看来你对小周有感情了，开始护着他了。

小周应该抽烟比较多，估计每天要抽一包。首先，他和我一说话，我就闻到他的烟味了，估计他为了保证吃饭的时候不抽烟，在进门之前就先抽烟过一下烟瘾。其次，他吃饭的时候，我发现他有的牙齿部分有黄染，估计是抽烟导致的烟渍。再者，当你送小周走的时候，我在咱们家阳台上，看到你们俩刚走到小区门口时，他就拿出烟，开始抽烟了，估计是烟瘾犯了。

小王：老爸，您咋变得像侦探一样了。小周是抽烟有点凶，但是，他原来的确就抽一点烟。2 年多前他当上部门主任的时候才 30 岁，是整个公司最年轻的部门负责人。那时候，他又要联系客户，又要管理部门，还要保证部门的收入至少增长 10%，一天需要工作 12 ～ 13 小时，就是每周“996”的生活。每天工作都很累，所以他只能依靠抽烟和喝咖啡来提神，继续工作。我觉得他挺不容易的。

王大爷：可是抽烟对健康的危害太大了。第一，抽烟直接危害抽烟者的肺脏和心血管，抽烟的人容易得肺癌和冠心病、脑卒中等等。第二，抽烟还会影响男性的精子，造成男性不育或导致胎儿发育异常。第三，抽烟还有“二手烟”的危害，即抽烟者周围的人被动吸入“二手烟”，影响他人的健康。

小王：老爸，您现在变得像个医生，也不顾及人情了。

王阿姨：闺女，你爸自从上次赵大爷出事之后，向小智特别认真学习健康知识，连乐医生都夸他是半个医生了，这次健康问答测试他还得奖了。

小王：原来是这样。

王阿姨：关于小周的戒烟，我支持你爸爸，他应该戒烟。首先，抽烟不仅危害肺脏而且影响心血管，且使血管容易硬化，进而造成心肌梗死或脑梗死，甚至猝死。所以工作越紧张越不能抽烟。最近你所喜欢的著名演员猝死，你也知道了，如果小周一直严重抽烟，到了 40 岁左右还容易发胖、血脂高，这样更容易出现猝死，到时候留下你和幼小的孩子，可怎么办啊？其次，你们俩年龄都不小了，结婚之后会要孩子，抽烟肯定对胎儿与孕妇不好，从优生优育的角度来看，小周也要戒烟的。我觉得小周是一个上进的人，你和他好好沟通，他会戒烟的。

王大爷：是的，给他 2 个月的时间戒烟。

小王：老爸，您这也催得太紧了吧。

王阿姨：我也觉你爸催得太紧了，给小周 3 个月的时间戒烟，你看是否可以？

小王：我去试一试吧。

王大爷：好的，一言为定，如果 3 个月之后小周已经戒烟，欢迎你带他再来咱们家吃饭。

王阿姨：对了，小周送给我们的深海鱼油胶囊，我收下了，你先帮我谢谢他。

王大爷：我再补充一点，乐医生曾经告诉我，长期抽烟是一种疾病，医学上叫“烟草依赖”，你和小周千万要注意了！实在不行，你可以带小周到医院的戒烟门诊看一下。

小王：好的！

1个月之后，王大爷参加了单位的退休职工体检，体检之后他在王阿姨的陪同下拿着体检报告找乐医生了。

王大爷：乐医生您好，我的体检报告出来了，您看一下我的体检报告。

乐医生（看了体检报告）：首先祝贺您，您的体重、血压、血糖、血脂都控制得非常好，而且颈动脉斑块也没有比住院时的检查结果变大等不良变化。

王大爷：这要感谢乐医生和小智对我的健康管理得好，另外，还要感谢我老伴儿非常关心和支持我的健康，每天都严格按照菜谱给我做饭、做菜吃，还陪我一起运动。

王阿姨：乐医生，我家老王自从自己生病住院，以及社区赵大爷突发疾病去世之后，他进步非常大，非常注重自己的健康，积极配合您和小智对他进行的健康管理，也就不要我在旁边一直督促他了。

**乐医生：**是的，健康的关键在于自己要自觉，每个人都是自己健康的第一责任人。但是，您这次检查怎么会有缺铁性贫血？最近有什么地方出血或大便变黑吗？

**王大爷：**我没有出血啊。您让我注意观察是否有牙龈出血、皮肤瘀斑、腹部不适、大便变黑等，我都没有。

**乐医生：**您的大便潜血是正常的，应该没有消化道的出血。一年前刚刚做过胃镜和肠镜，都显示正常，也应该没有消化道肿瘤。最近饮食如何？

**王大爷：**我是严格按照小智发给我的食谱吃的，从来不敢多吃！

**王阿姨：**乐医生，自从老赵出事之后，我家老王不仅严格按照小智所发给我们的食谱吃，而且他听说鸡蛋黄的胆固醇高，最近几个月一直只吃鸡蛋清不吃鸡蛋黄，鸡蛋黄都给我们家的猫吃了。而且，他怕自己的血脂高，一般小智所给食谱中的肉类食物，他都尽量少吃，而让给我吃。

**乐医生：**这就有问题了。王大爷，吃太多的肉类食物当然不好，但是像您这样吃得极少也是不对的。因为人体中的血红蛋白的合成需要铁元素，而铁元素的来源主要是鸡蛋黄这样的动物性食物。如果您吃这些食物少了，自然体内的铁也就少了，会造成缺铁性贫血的。今后不能只吃植物性食物了。

**王大爷：**我记得每个 50 克重的鸡蛋含有 280 毫克左右的胆固醇，我每天吃一个鸡蛋会不会摄入的胆固醇太多了？

**乐医生：**像您这样的患者每天摄入不超过 300 毫克胆固醇是可以的，因为您不吃动物肝脏等其他含胆固醇高的食物，所以可以每天吃一个鸡蛋，但是不能吃更多了。如果您非常担心自己的胆固醇摄入，可以每天先吃鸡蛋清，然后再吃半个鸡蛋黄，其余的半个鸡蛋黄再给您家的猫吃。

**王大爷：**哦，我知道了。

**乐医生：**其实，健康饮食的关键在于两点：第一是控制总量（不能吃得太多了）；第二是讲究质量。讲究质量的关键在于营养均衡，并不是只能吃某一种或几种食物。小智发给您的食谱是能够保证营养均衡的，按照它的食谱去吃就可以了。

**王大爷：**这正如小智告诉我的那样，人类就是一个素食为主的杂食动物，需要吃多种食物。我们在控制好总热量的前提下，每周最好能吃50种不同的食物。

**乐医生：**是呀，咱们人类和小智这样的机器人不同，它可只要每天充电就可以了。动脉硬化本质上是一种生活方式疾病，而养成良好的生活方式是预防和治疗的基础。您一定要做到：合理饮食、适量运动、心理平衡、按时服药、定期监测。

**王大爷：**我一定会记住并且认真执行的，因为每个人都是自己健康的第一责任人，谢谢您！

**乐医生：**不用谢，再见！

# 医生助手小智答疑

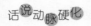

**问：有脂肪肝的人是否可以吃他汀类药物？**

答：脂肪肝的学术名字叫非酒精性脂肪性肝病，它可以为单纯脂肪肝、脂肪性肝炎、肝硬化，也可能进展为肝细胞癌。临床比较常见的是单纯脂肪肝和脂肪性肝炎。

脂肪肝被认为是代谢异常在肝脏的一种表现，与肥胖、糖尿病、代谢综合征这些代谢性疾病密切相关。

脂肪肝的首要治疗措施是生活方式改变，包括饮食健康、合理运动、减肥、戒酒、戒烟等，另外还要改善代谢异常，包括改善血脂、血糖、血压。目前还没有针对脂肪肝本身的药物。

他汀类药物可用于治疗非酒精性脂肪性肝病患者的血脂异常，而且是相对安全的。有小规模研究显示，他汀类药物可以改善脂肪肝。但注意，如果脂肪肝病情加重，如转氨酶升高超过正常高限的 3 倍，那就不能吃他汀类药物了。

## 问：老年人都有动脉粥样硬化斑块吗？

答：动脉粥样硬化斑块不是人人都有，总体而言，年龄越大，有的可能性就越大。

在30年前，中国医学科学院阜外医院就做过一个研究，观察不同年龄人的动脉粥样硬化情况。结果发现，动脉粥样硬化开始于儿童，然后逐渐进展，在中青年进展最快。到高龄老年后，基本上就人人都有了。甚至还有些人，在刚刚出生时就有动脉粥样硬化，这主要与准妈妈的生活习惯、子宫环境及家族遗传有关。因此，预防动脉粥样硬化应从儿童抓起。

动脉粥样硬化是年龄相关疾病，是脂质逐渐沉积和动脉壁内的炎症反应共同导致的。不健康的生活方式，如高脂饮食、不运动、精神压力大、高血压、糖尿病、肥胖等与斑块形成有关。因此，预防动脉粥样硬化要持续终身。

另外，老年人如果仅仅发现有斑块，但没有症状或并发症，比如，心绞痛、心肌梗死、脑卒中、短暂性脑缺血、下肢跛行等，一般仅仅诊断为动脉硬化症，一般吃药和养成良好生活方式即可，不必太紧张。斑块如果逐渐进展，即使是把血管完全堵住了，如果有侧支血管，一般也不会出现严重症状。但如果在斑块基础上，斑块破裂了，形成血栓，血管会突然闭塞和血流中断。如果在冠状动脉上发生堵塞，可表现为急性心肌梗死或猝死。发生在颈动脉，可以表现为脑梗死。严重的斑块，即使没有血栓，如果影响了血流，或斑块在重要的部位，需要进行相应的处理。

总之，斑块治疗的目的有两个：一是减缓进展；二是预防斑块破裂形成血栓。

**问：吸烟是如何影响动脉硬化的？**

答：吸烟不仅会导致支气管炎和肺癌，还会导致或加重动脉硬化。目前已有研究表明，吸烟至少从以下两个方面直接促进或加重动脉硬化。

第一，长期吸烟会使血液中出现大量的烟碱及尼古丁代谢产物，最终导致中小动脉痉挛，使得血液流动的速度不断减慢，进而使胆固醇等更加容易沉积在血管壁上。

第二，长期吸烟，会导致人体血管内皮细胞受到损伤（图 3-6），时间一长便极有可能造成胆固醇的沉积而形成动脉硬化。除了以上的直接途径，还有间接途径，吸烟容易造成高血压，而高血压是促进动脉硬化的主要危险因素之一。

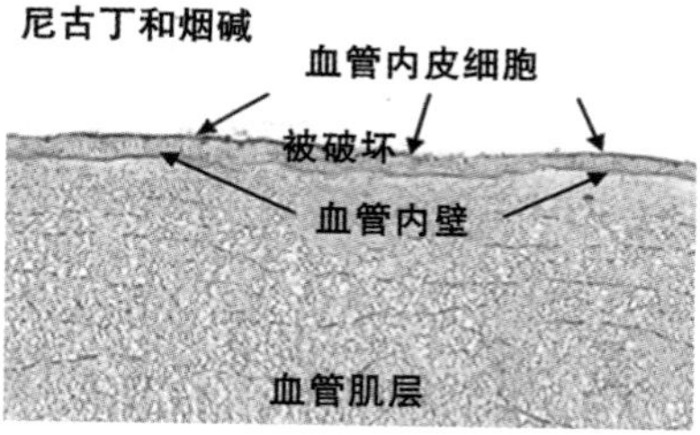


图 3-6　吸烟损伤血管内皮

正是以上的原因，吸烟被公认为动脉硬化的独立危险因素，为了预防动脉的发生或加重应该及早戒烟，以及预防吸入二手烟。

## 问：是否可以用保健品预防动脉硬化？

答：在回答这个问题之前一定要明确一个重要的观念，那就是：良好的生活习惯和合理的药物治疗是预防和治疗动脉硬化的基础。如果您继续吸烟、吃大量的油炸食品，且不运动，那么，吃再多、再好的保健品也是没有用的。

目前市场上保健品种类很多，但是真正有医学研究证实有预防动脉硬化作用的保健品却很少。2019 年在世界著名的医学杂志 *Stroke* 上发表的一项研究显示，增加膳食中鱼油的摄入量，尤其是 EPA（二十碳五烯酸，鱼油中的一种脂肪酸）高的鱼油，可以有效降低缺血性卒中的风险（图 3-7）。因此，服用含 EPA 高的鱼油类保健品是有一定预防动脉硬化的作用的。甚至在 2019 年世界上对药品管理最严格的机构——美国食品与药品管理局（FDA）批准高度纯化、高度剂量的 EPA（药名为 Vascepa）可以作为药物用于治疗甘油三酯升高的高脂血症。所谓的高度纯化是指 EPA 含量达到 99%；高度剂量是指一粒药含 4 克 EPA，而一般的一粒药仅含有 1 克 EPA。

**Original Contribution**

**原创文献**

**Marine n-3 Polyunsaturated Fatty Acids and the Risk of Ischemic Stroke**

**图 3-7　在 *Stroke* 上发表的原创论文**

注：译为中文是海洋性 omega-3 多不饱和脂肪酸与缺血性脑卒中风险的关系。

含有高纯度 EPA 的鱼油预防动脉硬化的机制在于 EPA 能降低低密度脂蛋白胆固醇，升高高密度脂蛋白胆固醇，所以要注意低纯度的鱼油，即 EPA 含量低的鱼油，是起不到预防动脉硬化的作用的。

## 问：不吃肥肉就会降低血脂？

答：回答这个问题之前我们需要明白血液中血脂的组成。目前医院或体检中心检测的血脂主要有 4 项：总胆固醇、甘油三酯、低密度脂蛋白、高密度脂蛋白，其中对动脉粥样硬化起到最大促进作用的是低密度脂蛋白。低密度脂蛋白胆固醇是一种运载胆固醇进入外周组织细胞的脂蛋白颗粒，可被氧化成氧化低密度脂蛋白胆固醇，当低密度脂蛋白胆固醇，尤其是氧化修饰的低密度脂蛋白胆固醇过量时，它携带的胆固醇便积存在动脉壁上，久了就容易引起动脉硬化。因此，低密度脂蛋白胆固醇被称为“坏的胆固醇”。

低密度脂蛋白主要来源于肝脏的合成，而所携带的促进动脉粥样硬化的胆固醇中，2/3 在体内自行合成，1/3 来自食物。也就是说胆固醇的主要来源并不是食物的摄入，所以不吃肥肉对降低血脂和胆固醇有一定的帮助，但不是绝对。这也正好解释了有的人一直吃蔬菜，很少吃“荤菜”，却在体检中也被查出血脂升高，特别是低密度脂蛋白升高的原因。

因此，为了有效降低血脂，除了不吃肥肉以外，还要控制其他油脂（如炒菜的油）的摄入及总热量的摄入，同时积极运动，控制好自己的体重。如果完成以上的措施之后，复查血脂还高，那么就需要去看医生了。一方面，要检查一下是否有甲状腺功能低下、女性激素紊乱、家族性遗传性高胆固醇血症等等疾病，如果有就需要进行相关的治疗；另一方面，如果没有以上的疾病，可能需要在医生的指导下开始服用他汀类药物治疗，降低血脂。

总之，血脂升高不是一件简单的事情，仅仅依靠少吃或不吃肥肉是不能够解决的，还是需要在医生的指导下进行合理的诊治。

**问：不吃主食和糖分就能降低血糖？**

答：回答这个问题之前，我们先了解一下血糖是什么？血糖就是血液中葡萄糖的含量，它的来源主要有两种：第一，主食（主要由碳水化合物组成）或者糖分在肠道分解之后，吸收进入血液，直接形成血糖；第二，蛋白质或脂肪在肠道被吸收之后，进入肝脏，经过肝脏的转化之后也能形成葡萄糖，再进入血液中，也能成为血糖。因此，认为不吃主食或者含糖的食物就能降低血糖的观点是错误的，比如，有的人不吃主食和含糖的食物，只吃肉，也会得糖尿病。

正确的降糖方法应该是：第一，控制摄入的总热量，即碳水化合物、蛋白质、脂肪都要控制；第二，增加运动量，因为肌肉运动的时候会消耗血液中的葡萄糖，进而起到降糖的作用。另外，还要注意监测餐后 2 小时的血糖。

**问：如何合理运动？**

答：大家都知道运动有利于健康，但并不是每个人都知道如何进行合理的运动。患有心力衰竭、心肌梗死、脑卒中等严重疾病的人，需要在医生（特别是康复医生）的指导下进行合理的运动，而对于一般人的合理运动需要重点注意以下几个方面。

第一，合理运动要符合“FITT”的基本原则：

——合理的运动频率（Frequency），一般建议每周进行中等强度的有氧运动 5 次；

——合理的运动强度（Intensity），一般采用中等强度运动，重要的监测指标就是运动时候的心率，心率控制范围为（170－年龄）左右，比如，一个年龄为 60 岁的人，他运动时候的心率最好为 110 次 / 分左右；

——合理的运动形式（Type），一般采用有氧运动，比如，慢跑、快走、骑自行车等；

——合理的运动时间（Time），一般建议每次运动的时间为 30 ～ 40 分钟。

第二，合理运动不仅要进行体力训练，还要继续平衡能力训练和力量训练。其中平衡能力训练和力量训练往往是被老年人所忽略的，但是这两者的训练能够帮助老年人预防跌倒和出现意外伤害。

第三，合理运动需要做好运动前的准备工作和运动之后的恢复工作，并且选择合适的鞋子、衣服及场地（图 3–8）。

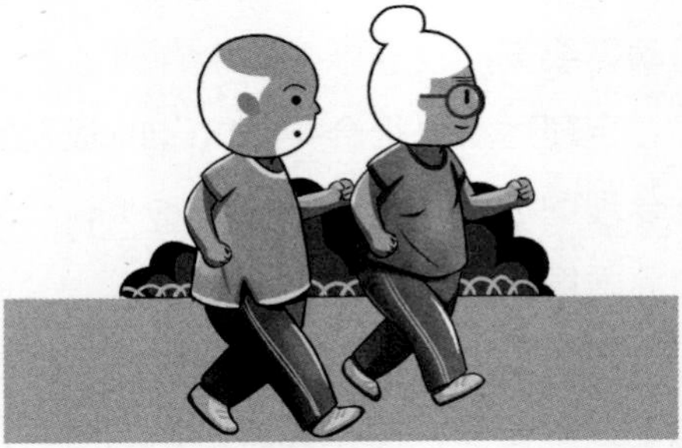

**图 3–8　运动时的着装要宽松**

总之，合理的运动可以进行如下安排：穿好合适的鞋子、衣服，在合适的场地上进行（有条件者还可以佩戴手环监测运动时的心率）；每周至少运动锻炼 5 次，每次 30 ～ 40 分钟；在开始锻炼之前做 5 ～ 10

分钟的拉伸与平衡运动作为准备工作；正式锻炼开始之后可以先做至少 10 分钟的力量锻炼，然后做 30 分钟的中等强度有氧运动；锻炼结束之后再做 5 ～ 10 分钟的拉伸与平衡运动作为恢复工作。

**问：什么是良好的睡眠？如何保持良好的睡眠？**

答：已经有研究表明，良好的睡眠对健康非常重要，良好的睡眠主要包括以下两个方面：

第一，睡眠的时长。正常成年人每天睡眠的时间一般为 7 ～ 9 小时，每晚至少保证 6 小时的充足睡眠；如果不足 6 小时，需要中午补充 1 ～ 2 小时有深睡眠的午睡；同时需要注意睡眠的时长也不是越长越好，如果每天睡眠时长超过 9 小时，并且还觉得困乏，需要警惕睡眠呼吸暂停综合征等其他疾病。

第二，睡眠的质量。一方面，不是每天睡眠的时候都做噩梦，影响睡眠质量；另一方面，睡眠 6 小时之后起床能够感到精力得到恢复，并且没有明显的困乏。

保持良好睡眠的方法：

第一，要有良好的心理，因为过度紧张、抑郁、焦虑等都会影响睡眠。

第二，一定要养成定时定点睡眠的好习惯，千万不要熬夜，如果熬夜打乱了原来的睡眠习惯或节奏，会导致入睡困难，甚至影响睡眠的质量。

第三，尽量创造一个良好的睡眠环境，有研究表明，合适的环境暗度、无噪音，身体会更放松，更加容易入睡，睡眠的质量也更好（图 3–9）。

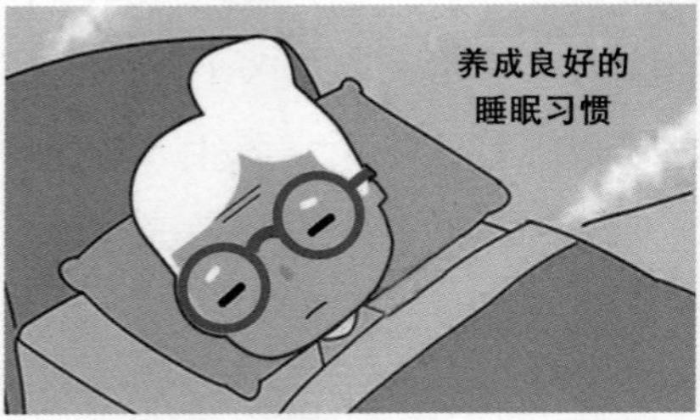


**图 3–9　良好的环境有利于睡眠**

**问：如何保持良好的心理？**

答：保持良好的心理状态对健康而言是非常重要的。2009 年诺贝尔医学奖获得者 Blackburn 教授提出，在影响健康的后天因素（非遗传因素）中，良好的心理占到 50%，而其他的因素，如饮食、运动等合起来才占到 50%，可见良好的心理状态是非常重要的。但是人生活在社会中，每个人都要面对升学、工作、婚姻、家庭等等不同的压力。如果心理压力太大或不能正确应对心理压力，会影响自己的健康，甚至造成抑郁症、焦虑症等精神疾病。因此，保持良好的心理首先需要对自己的心理压力进行测量，就像体检的时候需要测量血压、血糖一样。

保持良好的心理，具体方法如下：

首先，您需要回顾前一阶段的生活（最近 2 周），是否发生如下情形。计分规则：没有发生为 0 分，偶尔发生为 1 分，经常发生为 2 分。

1. 是否觉得时间紧迫不够用，或觉得手上工作太多，无法应付？

2. 工作似乎总也做不完，导致没时间休息？

3. 虽然已经下班，但是还常常惦记着工作？

4. 担心别人对自己不认同？

5. 暴躁、易被激怒？

6. 感觉大家都不喜欢自己？

7. 身体有慢性疼痛？

8. 有不良的生活习惯，如酗酒、暴饮暴食、服用药物？

9. 常常担心自己的经济难以支撑？

10. 情绪时而躁动、时而低落，觉得一切的失误都是自己的错？

结果分析：

1. 程度低下：0 ～ 10 分，心理负担程度低，虽然没有什么太大心理负担，但可能对生活缺乏激情，比较平淡，需要增加适当的动力。

2. 程度中等：11 ～ 15 分，心理压力负担程度中等，这种压力指数相对比较稳定，虽然某些时候压力较大，但仍可应对，只要保持平稳，不会造成太大的心理负担。

3. 程度极高：≥ 16 分，心理压力负担程度偏高，应该及时减压，防止心理障碍性疾病的发生。

其次，根据测量的结果进行相应的处理：

第一，对于得分为 11 ～ 15 分的人，需要注意保持良好睡眠，保证有一定量的户外运动，与家人、朋友保持良好的关系，并且通过做自己喜欢做的事情，如听音乐、绘画、写书法、旅游等来放松自己。

第二，对于得分为≥ 16 分的人，建议去看心理医生，从心理医生处得到更加专业的指导和帮助，效果会更好。千万不要以为等一段时间之后会自己好转，其实大多数人反而会加重为抑郁症。

## 问：合适的体重是多少？如何保持？

答：合适的体重需要有参考的指标，目前医学界最常用的指标有两个：一个是体重指数，另外一个是腰围。腰围大家比较好理解，体重指数是需要根据体重和身高计算出来的，计算公式为：体重（千克）÷身高（米）$^2$。比如，一个人的体重为 65 千克，身高为 1.7 米，那么，计算方法是：$65 \div 1.7^2$，他的体重指数为 22.5。

体重指数的正常值为 18.5 ～ 24，低于 18.5 为消瘦，高于 24 为超重，高于 28 为肥胖。不少人知道肥胖，即体重指数太高是不好的，因为肥胖之后容易患高血压、高血脂等。

为什么体重指数最好不要低于 18.5 呢？这是因为如果体重太轻，即消瘦，对人体也是不好的，消瘦的人，通常体内的营养物质储备少，当他发生严重的感冒或病毒性肺炎的时候，往往比正常体重的人更加容易发生危险，所以体重应该不胖也不瘦是最好的。

既然有了体重指数这个测量指标，为什么还要有腰围这个指标呢？这是因为医学专家研究发现，有的人体重指数正常，但是在腰腹部积聚了大量的脂肪，造成腰围偏大，这样的人非常容易得高血脂和糖尿病，所以不仅要求体重指数正常，同时还要求腰围正常。腰围的正常值是：男性不超过 85 cm；女性不超过 80 cm。

刚才我们已经介绍了合适的体重需要体重指数和腰围这两个指标都正常才可以，那么对于体重正常的人如何保持呢？关键在于以下两点：

第一，最好每周都测量一次体重，观察自己体重的变化（图 3–10）。

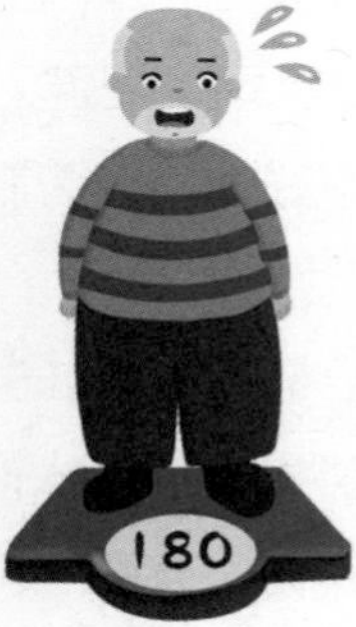


**图 3–10　定期监测体重**

第二，保持合理的饮食与运动。对于体重不正常的人来说，最好能够在医生或健康管理师的指导下进行相应的治疗，如果没有糖尿病，可以进行“轻断食”疗法等。

## 问：自己不能有效养成良好的生活方式怎么办？

答：有的患者虽然知道“管住嘴、迈开腿、心舒畅”这样良好的生活方式对自己的健康是非常有用的，但是难以落实在实际行动上，或者行动了一段时间，没有恒心坚持下去。最典型的例子就是不少人都知道肥胖不好，希望减肥，但就是做不到少吃多运动，体重总是降不下来或减肥之后体重又恢复了。对于这种情况，目前有一些好办法帮助大家。

1. 为了控制饮食，根据计算好的每天三餐能量，严格按照三餐的能量设计来吃。

2. 为了合理运动，可以戴与手机相连的手环，详细监测自己每天的运动量。

3. 使用手机 APP 监测每天的健康情况，并且聘用一个有资质的健康管理师专门根据自己手机 APP 监测的结果调整饮食、运动、睡眠等的情况（图 3–11）。

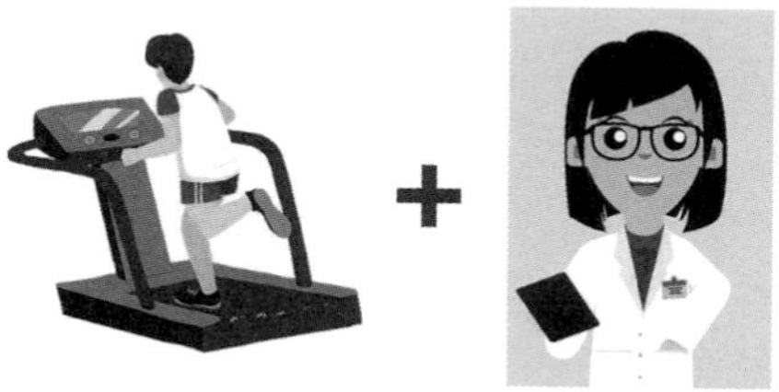

图 3–11　健康管理师指导健康生活

**问：如何从中医的角度预防动脉硬化？**

答：在《黄帝内经·素问·四气调神大论篇》（图3–12）中记载：“圣人不治已病治未病，不治已乱治未乱。”可以看出，古人就知道预防疾病的重要性。总体来说，中医关于动脉硬化的预防着重以下几点：

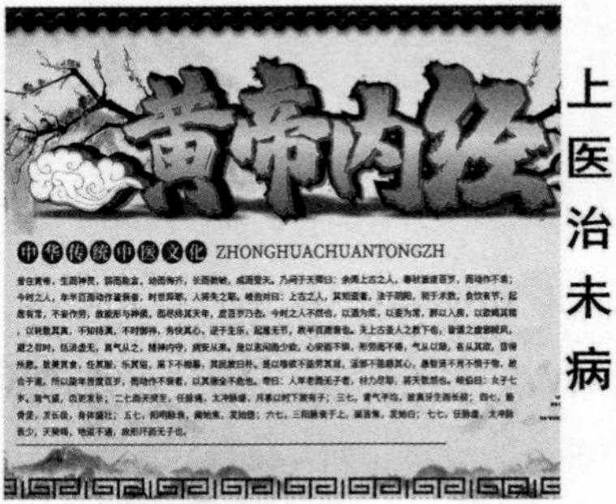


图 3–12　《黄帝内经》

1. 未病先防

（1）要养成良好的饮食习惯。《黄帝内经》中有“五谷为养，五果为助，五畜为益，五菜为充，合而服之，以补养精气”的说法，五谷被列为各类食物之首。中医认为“五谷最养脾，天生万物，独厚五谷”，就是说五谷杂粮既是食物，又可以用来防治疾病，是保持身体健康的天然良方。这是与现代西医提倡的饮食结构应该以植物性食物（谷类、豆类、坚果等）

为主，而动物性食物（猪、牛、羊肉等）为辅的观点是完全一致的。

（2）多参加户外活动，促进肢体血液循环，但活动量要适度，不应参加过度增加心脏负担的剧烈活动。太极拳、八段锦、易筋经、五禽戏等都有益于肢体血液循环，又不过度增加心脏负担，是值得提倡的体育活动。这是与现代西医提倡的适量运动也是完全一致的，而且最近美国心脏病学会建议：心脏病的患者打太极拳是一项非常好的运动。

（3）《黄帝内经》中提到："百病生于气也。怒则气上，喜则气缓，悲则气结，惊则气乱，劳则气耗……"所以医病先医"心"。这与西医所提倡的预防动脉硬化，不仅要注意饮食和体育锻炼，愉快的心情和积极的心态也是十分重要的观念，也是完全一致的。

2. 已病防变

中医和西医都认为，动脉硬化是中老年人的常见病和多发病，平日生活养成良好的饮食习惯和科学的锻炼可以有效地预防疾病的发生和发展。如出现不适症状应及时到医院就诊，以免错过最佳的治疗时机。

由此可见，中医在预防动脉硬化上，"上医治未病"的观念与西医的预防医学中"预防为先"的观念是完全一致的。

## 自我测试

**1. 以下哪一项不是合理饮食？（　　）**

A. 控制好饮食的总量，不要吃得太饱

B. 合理分配碳水化合物、蛋白质、脂肪的比例

C. 注意食物的多样性，最好每周能够吃 50 种不同的食物

D. 每周不需要吃 50 种不同的食物，只要每天补充多种维生素和微量元素的片剂就可以了

**2. 目前以下哪一种饮食被世界医学专家公认为最健康的饮食模式？（　　）**

A. 中国的饮食模式

B. 日本的饮食模式

C. 地中海饮食模式

D. 美国的饮食模式

**3. 以下哪一项不是合理运动的方式？（　　）**

A. 运动之前要注意做好准备事项

B. 运动的时候要注意运动的方式、强度、时间及频率

C. 每天运动只要进行适量的走路或慢跑就可以了

D. 运动时候的心率一般控制在（170－年龄）左右，太慢或太快都不是最佳的

**4. 以下关于吸烟危害的说法中哪一项是不对的？（　）**

A. 吸烟会影响肺脏，增加患气管炎和肺癌的风险

B. 吸烟会影响心血管，增加患冠心病和脑卒中的风险

C. 吸烟会影响精子和卵子等生殖细胞，增加胎儿发育畸形的风险

D. 吸烟只会影响吸烟者本人，不会影响吸烟者周围的人

**5. 以下哪一项不是促进良好睡眠的关键因素？（　）**

A. 保持一个良好的心理有助于睡眠

B . 保持合理的作息习惯有助于睡眠

C. 选择一个良好的睡眠环境有助于睡眠

D. 不需要按照固定时间睡眠，等自己感到困乏了才去睡

**6. 以下哪一项不是中医预防动脉硬化的主要观点？（　）**

A. 五谷为养，五果为助，五畜为益，五菜为充，

合而服之，以补养精气

B. 练习太极拳、八段锦等

C. 百病生于气也。怒则气上，喜则气缓，悲则气结，惊则气乱，劳则气耗

D. 应该静止，不运动多睡眠

（正确答案在本书末尾的二维码中）

# 附 录

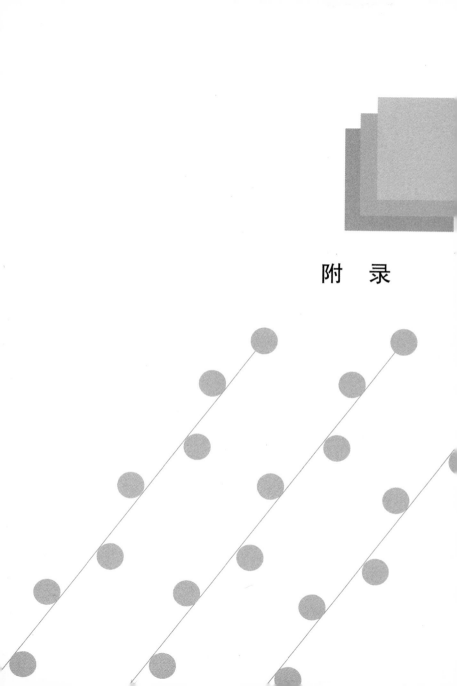

# 附录1：高血压患者的心血管危险分层

附表 1–1 高血压患者的心血管危险分层

| 其他心血管危险因素*和疾病史 | 血压 /mmHg | | | |
|---|---|---|---|---|
| | 收缩压 130 ~ 139/舒张压 85 ~ 89 | 收缩压 140 ~ 159/舒张压 90 ~ 99 | 收缩压 160 ~ 179/舒张压 100 ~ 109 | 收缩压 ≥ 180/舒张压 ≥ 110 |
| 无 | 一般危险 | 低危 | 中危 | 高危 |
| 1 ～ 2 个其他危险因素 | 低危 | 中危 | 中危 / 高危 | 很高危 |
| ≥ 3 个其他危险因素，靶器官损害**，或CKD*** 3期，无并发症****的糖尿病 | 中危 / 高危 | 高危 | 高危 | 很高危 |

续表

| 其他心血管危险因素*和疾病史 | 血压 /mmHg | | | |
|---|---|---|---|---|
| | 收缩压 130 ~ 139/ 舒张压 85 ~ 89 | 收缩压 140 ~ 159/ 舒张压 90 ~ 99 | 收缩压 160 ~ 179/ 舒张压 100 ~ 109 | 收缩压 ≥ 180/ 舒张压 ≥ 110 |
| 临床并发症，或 CKD ≥ 4 期，有并发症的糖尿病 | 高危 / 很高危 | 很高危 | 很高危 | 很高危 |

注：* 其他心血管危险因素，包括：高血脂、高尿酸、高同型半胱氨酸、年龄大于 60 岁、冠心病、有缺血性脑卒中的家族史、肥胖或超重、吸烟、酗酒、心理紧张（或患抑郁症）、睡眠异常（包括经常熬夜）等。

** 靶器官损害，包括：脑卒中、慢性肾脏疾病、高血压性心脏病等。

*** CKD，是指慢性肾脏疾病。

**** 并发症，包括：动脉粥样硬化斑块、冠心病、脑卒中、眼底动脉硬化或出血等。

# 附录 2：高血脂患者的心血管危险分层

符合下列任意条件者，可以直接评估为心血管风险高危或极高危者。

1. 极高危者：既往有缺血性心血管疾病者，如冠心病、脑卒中等。

2. 高危者：低密度脂蛋白≥ 4.9 mmol/L；糖尿病患者低密度脂蛋白≥ 1.8 mmol/L 或总胆固醇≥ 3.1 mmol/L，并且年龄大于 40 岁。

不符合以上条件者进入下面的评估表（附表 2-1）。

附表 2–1　高血脂患者的心血管危险分层

| 心血管危险因素和疾病史 | 低密度脂蛋白（LDL）/（mmol/L） | | |
|---|---|---|---|
| | 1.8 ≤ LDL < 2.6 | 2.6 ≤ LDL < 3.4 | 3.4 ≤ LDL < 4.9 |
| 无高血压（无或 1 个其他危险因素*） | 低危（< 5%） | 低危（< 5%） | 低危（< 5%） |
| 无高血压（2 个其他危险因素） | 低危（< 5%） | 低危（< 5%） | 中危（5%～9%） |

续表

| 心血管危险因素和疾病史 | 低密度脂蛋白（LDL）/（mmol/L） | | |
|---|---|---|---|
| | 1.8 ≤ LDL < 2.6 | 2.6 ≤ LDL < 3.4 | 3.4 ≤ LDL < 4.9 |
| 无高血压（3 个其他危险因素） | 低危（< 5%） | 中危（5%～9%） | 中危（5%～9%） |
| 有高血压（无其他危险因素） | 低危（< 5%） | 低危（< 5%） | 低危(< 5%） |
| 有高血压（1 个其他危险因素） | 低危（< 5%） | 中危（5%～9%） | 中危（5%～9%） |
| 有高血压（2 个其他危险因素） | 中危（5%～9%） | 中危（5%～9%） | 中危（5%～9%） |
| 有高血压（3 个其他危险因素） | 高危（≥ 10%） | 中危（5%～9%） | 中危（5%～9%） |

注：* 其他危险因素，指高尿酸、高同型半胱氨酸、年龄大于 60 岁、冠心病或者缺血性脑卒中的家族史、肥胖或超重、吸烟、酗酒、心理紧张（或抑郁症）、睡眠异常（包括经常熬夜）等。

# 附录3：中国2型糖尿病患者综合控制目标

附表3-1 中国2型糖尿病患者综合控制目标

| 指标 | 目标值 |
|---|---|
| 空腹血糖 | 4.4 ～ 7.0 mmol/L |
| 非空腹血糖 | 10.0 mmol/L |
| 糖化血红蛋白 | ＜ 7% |
| 血压 | ＜ 130/80 mmHg |
| 总胆固醇 | ＜ 4.5 mmol/L |
| 男性的高密度脂蛋白胆固醇 | ＞ 1.0 mmol/L |
| 女性的高密度脂蛋白胆固醇 | ＞ 1.3 mmol/L |
| 甘油三酯 | ＜ 1.7 mmol/L |
| 未合并动脉粥样硬化性心血管疾病的低密度脂蛋白胆固醇 | ＜ 2.6 mmol/L |
| 合并动脉粥样硬化性心血管疾病的低密度脂蛋白胆固醇 | ＜ 1.8 mmol/L |
| 体重指数 | ＜ 24 |

# 附录 4：常见肉类的脂肪含量

附表 4-1 每 100 克常见肉类的脂肪含量

| 肉类名称 | 脂肪含量 / 克 |
|---|---|
| 猪肉（肥瘦） | 37.0 |
| 猪肉（后臀尖） | 30.8 |
| 猪肉（里脊） | 7.9 |
| 香肠 | 40.7 |
| 酱牛肉 | 11.9 |
| 牛肉干 | 40.0 |
| 羊肉干 | 46.7 |
| 羊肉串（烤） | 10.3 |
| 鸡肉 | 9.4 |
| 炸鸡 | 17.3 |
| 鸭肉 | 19.7 |
| 烤鸭 | 38.4 |
| 盐水鸭 | 26.1 |
| 鹅肉 | 19.9 |

续表

| 肉类名称 | 脂肪含量 / 克 |
| --- | --- |
| 草鱼 | 5.2 |
| 鲤鱼 | 4.1 |
| 鲫鱼 | 2.7 |
| 带鱼 | 4.9 |
| 海虾 | 0.6 |
| 河虾 | 2.4 |
| 基围虾 | 1.4 |
| 虾米 | 2.6 |
| 河蟹 | 2.6 |
| 梭子蟹 | 3.1 |
| 扇贝 | 0.6 |
| 牡蛎 | 2.1 |
| 鱿鱼干 | 4.6 |

# 附录 5：常见水果的糖含量

附表 5-1　每 100 克水果的糖含量

| 水果名称 | 含糖量 / 克 |
|---|---|
| 葡萄 | 13.8 |
| 猕猴桃 | 9.2 |
| 菠萝 | 8.4 |
| 葡萄柚 | 5.9 |
| 蓝莓 | 4.2 |
| 草莓 | 4.1 |
| 枣子 | 30 |
| 香蕉 | 20 |
| 桂圆 | 26 |
| 西瓜 | 8.7 |

# 附录 6：睡眠质量自测表

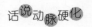

请在下面选择与您最近一周或平时的睡眠状态最接近的选项，最后算总分。

1. 从上床到进入睡眠所需要多长时间？（　）

A.5 分钟以内　　B. 30 分钟以内

C.60 分钟以内　　D.60 分钟以上

2. 睡眠时间是多久？（　）

A.8 小时以上　　B.7 ～ 8 小时

C.6 ～ 7 小时　　D. 不到 6 小时

3. 睡眠深浅程度如何？（　）

A. 睡得很香　　B. 睡得比较好

C. 睡得有些浅　　D. 睡眠很浅

4. 夜晚睡眠期间醒来几次？（　）

A.0 次　　B.1 次

C.2 ～ 3 次　　D.4 次以上

5. 深夜醒来后能很快再入睡吗？（　）

A. 立即能睡着

B. 过一会儿才能睡着

C. 很难睡着

D. 一直睡不着

**6. 经常做梦吗？（　　）**

A. 几乎不做梦

B. 很少做梦

C. 经常做梦

D. 一直做梦好像没睡过一样

**7. 早上醒来的时间有变化吗？（　　）**

A. 和平常的时间一样

B. 比平常早醒 1 小时

C. 比平常早醒 1 ～ 2 小时

D. 比平常早醒 2 小时以上

得分：A 为 0 分；B 为 1 分；C 为 2 分；D 为 3 分。算出 7 个问题的总分后，评判结果为：0 ～ 2 分为非常好；3 ～ 6 分为一般；7 ～ 9 分有失眠倾向；10 ～ 13 分为轻度失眠；14 ～ 17 分为中度失眠；18 ～ 21 分为重度失眠。

请注意：得 7 分以上的人，需要引起重视，最好寻找原因，积极改变不良生活习惯。14 分以上的人，建议最好去神经科或心理科就诊，接受专业的诊治。

# 后　记

在我们完成本书的编写之际，正好是我们的祖国控制新型冠状病毒肺炎的时候，我们希望将本书献给伟大的祖国和所有勇敢抗击疫情的人们。

在这次抗击疫情的过程中，无论是社区的封闭式管理、方舱医院的建设，还是密切接触者的隔离观察等，都充分体现了预防医学的理念。而在预防的过程中是以社区、家庭为基本单位进行的。在救治患者的过程中消毒机器人、人工智能辅助 CT 读片等新技术得到了比较充分的应用，其中阿里巴巴开发的人工智能辅助 CT 读片技术还被应用到意大利，帮助当地抗击疫情。在方舱医院的患者治疗中，中医与西医有机结合，起到了更好的效果。

以上在抗击传染病中所应用的“以预防为先”“以家庭和社区为单位”“积极应用新技术”“中西医有机结合”的理念都得到了实践的检验，并且取得了良好的效果。其实，在防治动脉硬化等非传染病中也同样如此，这也是编写本书的特点所在。

在编写本书的过程中得到了“阜外说心脏”项目和“健康全视界”项目相关人员的大力支持，还得到了钱烨老师、张俪宁同学、郭睿及赵文羽等朋友的大力支持，在此一并致以衷心的感谢！

在本书每个章节的最后都有6道给读者的自测题，这些自测题的正确答案都在下面的二维码中，只要扫描二维码进入之后就可以看到答案了。

**编者**

**2020 年 5 月于北京**

自测题答案二维码

# 参考文献

[1] 王陇德 . 健康管理师基础知识 [M]. 北京：人民卫生出版社，2013.

[2] 中国营养学会 . 中国居民膳食指南2016[M]. 北京：人民卫生出版社，2016.

[3] 国家体育总局 . 全民健身指南 [M]. 北京：北京体育大学出版社，2018.

[4] 葛均波，徐永健，王辰 . 内科学 [M].9 版 . 北京：人民卫生出版社，2018.

[5] 王陇德 . 中国脑卒中防治指导规范（合订本）[M]. 北京：人民卫生出版社，2018.

[6] 潘华山 . 运动医学 [M]. 10 版 . 北京：中国中医药出版社，2017.